Reflexões e Inovações na Educação
de Profissionais de Saúde

Volume 1

VOLUME DA SÉRIE

Vol. 1 – Reflexões e Inovações na Educação de Profissionais de Saúde

Vol. 2 – Educação Médica: Projeto Pedagógico Orientado por Competência

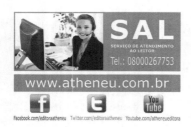

SpeS+ Série Processos Educacionais na Saúde

Reflexões e Inovações na Educação de Profissionais de Saúde

Volume 1

Organizadores

Valéria Vernaschi Lima

Roberto de Queiroz Padilha

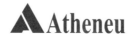

EDITORA ATHENEU

São Paulo — Rua Jesuíno Pascoal, 30
Tel.: (11) 2858-8750
Fax: (11) 2858-8766
E-mail: atheneu@atheneu.com.br

Rio de Janeiro — Rua Bambina, 74
Tel.: (21) 3094-1295
Fax: (21) 3094-1284
E-mail: atheneu@atheneu.com.br

Belo Horizonte — Rua Domingos Vieira, 319 – conj. 1.104

Produção Editorial: Fernando Palermo

Capa: Equipe Atheneu

CIP-BRASIL. CATALOGAÇÃO NA PUBLICAÇÃO
SINDICATO NACIONAL DOS EDITORES DE LIVROS, RJ

P144
Série Processos Educacionais na Saúde. Volume 1 – Reflexões e Inovações na Educação de Profissionais de Saúde / Valéria Vernaschi Lima, Roberto de Queiroz Padilha - 1. ed.- Rio de Janeiro : Atheneu, 2018.
  il.

  Inclui bibliografia
  ISBN 978-85-388-0831-2

  1. Educação na Saúde. I. Lima, Valéria Vernaschi II. Padilha, Roberto de Queiroz.

  17-35954   CDD: 618.90254
                   CDU: 616.12-3.2

LIMA, V. V.; PADILHA, R. Q.
Série Processos Educacionais na Saúde. Volume 1 – Reflexões e Inovações na Educação de Profissionais de Saúde

© Direitos reservados à EDITORA ATHENEU – São Paulo, Rio de Janeiro, Belo Horizonte, 2018.

Organizadores

- Valéria Vernaschi Lima

    Médica, Mestre e Doutora em Saúde Pública pela Faculdade de Saúde Pública da Universidade de São Paulo (USP) e Mestre em Educação para Profissionais de Saúde pela University of Illinois at Chicago. Professora-associada da Universidade Federal de São Carlos (UFSCar) e Docente do Mestrado em Gestão da Clínica da UFSCar. Docente do Mestrado em Gestão de Tecnologia e Inovação em Saúde do Instituto Sírio-Libanês de Ensino e Pesquisa. Sócia fundadora do IAD-SUS. Facilitadora em metodologias ativas de ensino-aprendizagem. Atua na formação e na educação permanente de profissionais de saúde, com ênfase no desenvolvimento docente, currículos integrados e orientados por competência, metodologias ativas e avaliação formativa e somativa.

- Roberto de Queiroz Padilha

    Médico, Mestre em Saúde Pública pela Faculdade de Saúde Pública da Universidade de São Paulo (USP). Doutor em Medicina Interna e Terapêutica pela Universidade Federal de São Paulo (Unifesp). Docente do Mestrado em Gestão da Clínica da Universidade Federal de São Carlos (UFSCar). Médico Sanitarista da Secretaria de Saúde do Estado de São Paulo. Facilitador em metodologias ativas de ensino-aprendizagem. Consultor em projetos educacionais na saúde, com ênfase na formação de profissionais de saúde, gestão de currículos orientados por competência e saúde baseada em evidências.

Autores

- Altair Massaro

    Médico, fez residência em Tocoginecologia. Mestre em Saúde Coletiva pela Universidade Estadual de Campinas (Unicamp). Ex-coordenador médico do Pronto-Socorro e Diretor de Linha de Cuidados Cirúrgicos do Hospital Mário Gatti em Campinas. Consultor do Ministério da Saúde para Política Nacional de Humanização, Política de Qualificação da Atenção e da Gestão e Projeto SOS EMERGÊNCIA, da Rede de Atenção às Urgências. Sócio fundador do IAD-SUS. Facilitador em metodologias ativas de ensino-aprendizagem.

- Eliana Claudia de Otero Ribeiro

    Médica, docente aposentada da Universidade Federal do Rio de Janeiro (UFRJ). Mestre em Saúde Pública pela Universidade de Harvard. Doutora em Saúde Coletiva pela Universidade Estadual do Rio de Janeiro (UERJ). Sócia fundadora do IAD-SUS. Atua na educação de profissionais de saúde, com ênfase na formação orientada por competência e na educação permanente em saúde.

- Everton Soeiro

    Médico, Mestre em Administração Hospitalar e de Sistema de Saúde pela Fundação Getúlio Vargas (FGV) e Doutor em Saúde Pública pela Universidade de São Paulo (USP). Professor titular da Pontifícia Universidade Católica de Campinas e médico da Prefeitura Municipal de Campinas. Docente do Mestrado em Gestão de Tecnologia e Inovação em Saúde do Instituto Sírio-Libanês de Ensino e Pesquisa. Sócio fundador do IAD-SUS. Facilitador em metodologias ativas de ensino-aprendizagem. Atua na educação de profissionais de saúde, com ênfase em saúde coletiva, planejamento, saúde pública e gestão da clínica.

- Gilson Caleman

    Médico, Doutor em Medicina Interna e Terapêutica pela Universidade Federal de São Paulo (Unifesp). Docente da Disciplina de Administração e Planejamento em Saúde da Faculdade de Medicina de Marília (Famema). Ex-Diretor da Agência Nacional Sáude (ANS) e ex-Diretor Administrativo da Famema. Docente do Mestrado em Gestão de Tecnologia e Inovação em Saúde do Instituto Sírio-Libanês de Ensino e Pesquisa do Hospital Sírio-Libanês. Sócio fundador do IAD-SUS. Facilitador em metodologias ativas de ensino-aprendizagem.

- Helena Lemos Petta

    Médica, fez residência em Infectologia. Mestre em Saúde Pública pela Escola Nacional de Saúde Pública (Fiocruz). Doutoranda do Departamento de Medicina Preventiva da Universidade de São Paulo (USP). Autora da série médica "Unidade Básica". Facilitadora em metodologias ativas de ensino-aprendizagem.

- Ivan Batista Coelho

    Médico, especialista em Terapia Intensiva. Mestre pela Universidade Federal de Minas Gerais. Doutor pela Universidade Estadual de Campinas (Unicamp). Professor do Departamento de Medicina da Universidade Federal de Ouro Preto. Médico do Hospital Municipal Odilon Behrens de Belo Horizonte. Ex-secretário de saúde de Betim (MG) e consultor da Organização Pan-Americana de Saúde (OPAS) e do Programam das Nações Unidas para o Desenvolvimento Humano (PNUD). Sócio fundador do IAD-SUS. Facilitador em metodologias ativas de ensino-aprendizagem. Atua áreas de terapia intensiva, medicina preventiva e social, administração hospitalar e análise de sistemas.

- José Mauricio de Oliveira

    Médico, Mestre em Administração de Empresas pela Fundação Getúlio Vargas (FGV) e Doutor em Saúde Coletiva pela Universidade Estadual de Campinas (Unicamp). Professor titular da Pontifícia Universidade Católica de Campinas (PUC-Campinas). Médico da Prefeitura Municipal de Campinas e docente do Mestrado em Gestão de Tecnologia e Inovação em Saúde do Instituto de Ensino e Pesquisa do Hospital Sírio-Libanês. Sócio fundador do IAD-SUS. Facilitador em metodologias ativas de ensino-aprendizagem. Atua na educação de profissionais de saúde, com ênfase em Gestão de Serviços, Sistemas de Saúde.

- Laura Maria César Schiesari

    Médica, Mestre em Saúde Pública pela Faculdade de Saúde Pública – Universidade de São Paulo (USP) e Doutora em Medicina pela Faculdade de Medicina da Universidade de São Paulo – FMUSP. Professora dos cursos de pós-graduação da Fundação Getúlio Vargas e do Instituto Sírio-Libanês de Ensino e Pesquisa. Facilitadora em metodologias ativas de ensino-aprendizagem. Atua nas áreas de Administração de Serviços de Saúde, com ênfase na gestão de projetos complexos, qualidade e segurança do paciente.

- Leila Ramos

    Farmacêutica-bioquímica, mestre em Saúde Comunitária pelo Instituto de Saúde Coletiva da Universidade Federal da Bahia (UFBa). Sanitarista aposentada da Secretaria da Saúde do Estado da Bahia e Colaboradora do Centro Colaborador em Vigilância Sanitária no Instituto de Saúde Coletiva da Universidade Federal da Bahia. Sócia do IAD-SUS. Facilitadora em metodologias ativas de ensino-aprendizagem. Atua na área de Saúde Coletiva, com ênfase em Vigilância Sanitária.

- Marilda Siriani de Oliveira

  Médica, Mestre em Saúde Coletiva pela Universidade Estadual de Londrina (UEL). Ex-Superintendente do Complexo Hospitalar da Faculdade de Medicina de Marília (Famema). Consultora na área de Educação do Conselho Nacional de Secretarias Municipais de Saúde (CONASEMS). Docente do Instituto de Ensino e Pesquisa do Hospital Sírio-Libanês. Sócia fundadora do IAD-SUS. Facilitadora em metodologias ativas de ensino-aprendizagem. Atua nas áreas de educação profissional e saúde coletiva, com ênfase em epidemiologia, vigilância em saúde e organização e desenvolvimento de programas de residência multiprofissional.

- Romeu Gomes

  Licenciado como Professor de Sociologia e Psicologia pela UFF/MEC. Mestre em Educação pela UFF. Doutor em Saúde Pública pela ESNPS/Fiocruz. Livre-docente em Psicologia. Coordenador do Mestrado em Gestão de Tecnologia e Inovação em Saúde do Instituto Sírio-Libanês de Ensino e Pesquisa do Hospital Sírio-Libanês. Pesquisador Titular do Instituto Fernandes Figueira da Fiocruz. Pesquisador I do CNPq.

- Silvio Fernandes da Silva

  Médico, fez residências médicas em cirurgia geral e cirurgia pediátrica. Doutor em Saúde Pública pela Faculdade de Saúde Pública da Universidade de São Paulo (USP). Ex-Secretário de saúde de Londrina e ex-Presidente do Conselho Nacional de Secretarias Municipais de Saúde (CONASEMS). Docente do Mestrado em Gestão de Tecnologia e Inovação em Saúde do Instituto Sírio-Libanês de Ensino e Pesquisa. Sócio-fundador do IAD-SUS. Facilitador em metodologias ativas de ensino-aprendizagem. Atua nas áreas de Educação, Planejamento e Pesquisa em Saúde.

- Sissi Marilia dos Santos Forghieri Pereira

  Médica e Mestre em Saúde Pública pela Faculdade de Saúde Pública da Universidade de São Paulo (1997). Professora aposentada da Universidade Federal de São Carlos (UFSCar). Sócia fundadora do IAD-SUS. Facilitadora em metodologias ativas de ensino-aprendizagem. Atua nas áreas de Saúde Coletiva e Educação para profissionais de saúde, com ênfase em sistemas de informação, avaliação de ensino e de serviços de saúde e educação permanente de profissionais de saúde.

Prefácio

Minha experiência com o uso de metodologias ativas se iniciou nos anos 90 em um curso de gestor de serviços de saúde promovido pela Organização Pan-Americana de Saúde e que empregava metodologias de ensino que à época eu pouco compreendia e se chamava – pesquisa-ação!

Tinha a ver com colocar o aluno em um outro lugar – de observador passava a ser protagonista do processo de construir um conhecimento que ele mesmo iria utilizar para transformar a sua própria pratica. Eu não entendi muito bem, mas gostei da ideia. Já havia desenhado alguns cursos de gestão de hospitais que não eram cursos e sim processos de construção coletiva de um novo futuro para as organizações que queriam capacitar seus gestores. Assim, o curso era um exercício de aprender e criar uma visão de futuro que ia sendo construída junto com a construção do conhecimento. Não tinha facilitador, questão de aprendizagem, espiral construtivista, situações problema, mas tinha cheiro disso tudo.

Mais tarde, a partir de 1994, participei como consultor da Fundação Kellogg na construção e implantação do Projeto Uma Nova Iniciativa para a Formação de Profissionais de Saúde – UNI. Foi um movimento que tinha como objetivo dar um passo além daquele que resultou no movimento de integração docente assistencial. E esse passo tinha dois marcadores: introduzir a sociedade no processo de formar/assistir, ou seja, à academia e ao serviço se juntavam os representantes do povo; e utilizar metodologias ativas no processo de ensino. Na época, essa proposta foi inspirada no Problem Based Learning PBL, a partir das experiências de Mac Master no Canadá e Maastricht na Holanda.

Eu, apesar de docente da FSP/USP na área de gestão em Saúde, não era e não sou um educador e minha participação no projeto foi como um especialista em gestão. Mas o movimento me pegou, fui envolvido e envolvi os participantes. Dos participantes brasileiros trabalhei muito diretamente com o Centro de Ciências da Saúde da UEL – Universidade Estadual de Londrina e com a Faculdade de Medicina de Marília (onde a proposta do projeto UNI mais avançou entre todas as experiências latino-americanas). Marília implementou a nova metodologia nos cursos de Medicina e Enfermagem e passou a formar seus alunos usando a nova proposta educacional com grande sucesso.

Quase dez anos depois, reencontrei-me com o Roberto Padilha que era no tempo do UNI o diretor da Faculdade de Medicina de Marília e então responsável pelo Instituto de Ensino e Pesquisa do Hospital Sírio-Libanês e eu convidado, em setembro de 2007, a assumir a Superintendência Corporativa da Sociedade de Senhoras, onde fiquei até janeiro de 2016.

Nesse período, o hospital passou a dedicar grande parte de seus recursos oriundos de sua renuncia fiscal, que deveriam ser aplicados em atividades na área de ensino pactuadas com o Ministério da Saúde. Nesse momento, Padilha juntou um time de profissionais que se envolveu com o aprofundamento da utilização dessa forma diferente de ensinar. Eram os profissionais que tinham participado da experiência de Marília, Londrina e também da criação do curso de Medicina da UFSCar.

Foi desenhado e oferecido um conjunto de iniciativas educacionais, pelas quais passaram mais de 25.000 especializandos. E, apesar de estar muito envolvido com a gestão do hospital, pude acompanhar, em muitos momentos, a realização e programação de vários desses cursos. Nesse processo constatei o envolvimento dos especializandos, de professores e de dirigentes das instituições atingidas pela forma de construir o conhecimento/ação desenvolvida. E o termo é atingido mesmo pois, após o projeto, é possível mensurar os avanços e os processos de transformação nas respectivas realidades.

Essa experiência virou uma referência a ser compartilhada e é a isto que o primeiro volume da Série *Processos Educacionais na Saúde* está se propondo – socializar uma parte dessa rica experiência e alguns pontos que podem servir de apoio a quem queira construir novos caminhos na educação de profissionais de saúde. Não é uma receita de bolo, não é como fazer. São reflexões a partir do que foi feito, por quem o fez.

Acho que você, leitor, irá encontrar muito com o que se inspirar nessas reflexões e na discussão de inovações nas maneiras de ensinar e aprender, dialogicamente no sentido da transformação das realidades!

Paralelamente à sistematização das experiências vivenciadas, parte dos autores deste livro e vários participantes das iniciativas educacionais aqui exploradas se associaram em um movimento de apoio ao Sistema Único de Saúde. Esse movimento resultou na criação do Instituto de Apoio ao Desenvolvimento do SUS, IAD-SUS, cujas diretrizes se alicerçam nas ações de ativar, desenvolver, socializar, unir, inovar, impulsionar e significar processos de mudanças por meio da reflexão crítica e participativa sobre as práticas em saúde.

Ao terminar este prefácio, gostaria de destacar a necessidade de fortalecermos os movimentos de consolidação do SUS, para dar conta dos desafios nos campos da saúde e da educação, nesses novos tempos que trazem novas demandas, novos alunos e exigem novos profissionais. Enfrentarmos esse desafio da construção de um futuro melhor e menos desigual deve ser uma ação civilizadora. Os novos alunos que irão transformar a prática da atenção a saúde neste país precisam transformar-se por meio de um processo no qual eles sejam sujeitos!

É isso que você encontrará neste livro.

São Paulo, dezembro de 2017

Gonzalo Vecina Neto

Presidente do Instituto de Apoio ao
Desenvolvimento do SUS (IAD-SUS)

Apresentação

A Série *Processos Educacionais na Saúde* sistematiza as reflexões, experiências e inovações produzidas a partir de iniciativas educacionais desenvolvidas por um grupo de docentes em programas de graduação e pós-graduação na área da Saúde, no contexto do Sistema Único da Saúde – SUS brasileiro.

O Volume 1 foi dedicado à exploração dos referenciais e marcos teóricos que alicerçaram a criação e desenvolvimento das iniciativas educacionais e o volume 2 à tradução desses referenciais em uma proposta de organização curricular.

Uma parte expressiva das reflexões apresentadas no volume 1 foi iniciada com o movimento Ativadores de Processos de Mudança, um programa do Ministério da Saúde realizado em parceria com a Rede Unida e ENSP-Fiocruz, em 2005-2006, e potencializada pelas iniciativas desenvolvidas por meio do Programa de Apoio ao Desenvolvimento Institucional do PROADI-SUS, em parceria entre o Ministério da Saúde e o Hospital Sírio-Libanês, no período de 2009 a 2016.

A principal diretriz para a construção dessas iniciativas educacionais foi seu compromisso com a produção de respostas às necessidades de saúde das pessoas. Assim, o propósito último dessas iniciativas voltou-se à promoção de uma melhor qualidade na atenção à saúde, por meio de processos educacionais inovadores. A fundamentação teórica desses processos foi ancorada na concepção construtivista da educação, visando o desenvolvimento de profissionais críticos e reflexivos.

Para tanto, buscou-se um diálogo entre as inovações tecnológicas nas práticas educacionais, de atenção à saúde e de gestão em saúde, de tal modo que construíssemos inciativas educacionais voltadas à transformação da realidade. Essas iniciativas foram (i) orientadas por perfis de competência; (ii) fundamentadas nos princípios da educação sociointeracionista; (iii) organizadas em currículos integrados; (iv) baseadas em metodologias ativas de ensino-aprendizagem com disparadores contextualizados na realidade do trabalho em saúde; e (v) acompanhadas por uma gestão e avaliação coerentes com o desenvolvimento de sujeitos críticos, reflexivos e implicados com a educação permanente e a consolidação e melhoria do SUS.

Ao sistematizarmos as reflexões e inovações produzidas no desenvolvimento dessas iniciativas na última década, procuramos organizá-las segundo capítulos que expressassem os saberes e as práticas produzidos em parceria por educadores, educandos e gestores envolvidos e que pudessem ser compartilhadas tanto de modo sequencial, a partir de uma perspectiva mais geral para outras mais específicas, quanto de modo independente, conforme a necessidade do leitor.

A definição dos capítulos do Volume 1 e as respectivas ênfases desta Série foram estabelecidas pelo conjunto dos autores em reuniões de trabalho presenciais, nas quais buscou-se sistematizar a construção de saberes e práticas construídos por meio das experiências vivenciadas e reflexões elaboradas a partir das iniciativas educacionais desenvolvidas. Os produtos intermediários receberam contribuições dos organizadores e de autores de outros capítulos, de tal forma que, em processo, reagrupamos e produzimos novos capítulos, chegando ao presente volume.

Assim, no capítulo 1, que abre caminho para os demais, os autores consideraram uma referência global para analisar os desafios enfrentados na formação profissional, porém com foco nas relações estabelecidas pelas áreas da saúde, gestão e educação. A síntese reflexiva apresentada pelos autores colocou ênfase no diálogo entre os desafios relativos aos mundos do trabalho e da educação, levando em conta as novas demandas e necessidades das sociedades ocidentais contemporâneas, com destaque para o contexto brasileiro. O conjunto dos dois volumes da Série *Processos Educacionais na Saúde* busca contribuir com ideias e proposições para o enfrentamento dos macrodesafios apontados pelos autores deste capítulo.

O segundo capítulo, dedicado à análise da trajetória das práticas educacionais nas sociedades ocidentais, explorou a relação imbricada entre essas práticas e os sistemas de valores sociais hegemônicos. A partir dessa perspectiva, uma síntese sobre o desenvolvimento da pedagogia como área de conhecimento foi abordada por meio das tensões, ainda presentes, entre a tradição construída e os movimentos de mudança que colocam em discussão os papéis das escolas e educadores na sociedade.

Considerando esses papéis, o capítulo 3 foi direcionado à exploração do currículo como um território de intencionalidades educacionais, no qual educadores e escolas definem os saberes que têm valor e que devem ser transmitidos às futuras gerações. Para tanto, os autores tiveram o cuidado de apresentar uma breve síntese das teorias sobre desenvolvimento curricular, destacando diferentes referenciais e como os valores dos sujeitos interferem na definição da estrutura e seleção dos conteúdos curriculares. As estratégias utilizadas para a modelagem curricular foram igualmente exploradas segundo uma perspectiva crítica e reflexiva em relação às tendências encontradas nesse campo de conhecimento.

No quarto capítulo, os autores focalizaram a formação orientada por competência. Além de discutirem as distintas concepções de competência, segundo uma visão crítica da relação entre educação e mercado de trabalho, explicitaram as diferenças entre as perspectivas ou os modelos holístico e atomístico. A abordagem dialógica de competência foi apresentada no contexto do modelo holístico, sendo exploradas as mudanças por ela trazidas, tanto na definição de perfis como na avaliação de desempenho profissional. A organização de currículos orientados por competência ou por objetivos educacionais também foi explicitada, no sentido de serem destacadas as diferentes respostas organizativas quando teoria e prática estão organicamente articuladas em currículos integrados.

No produto dedicado à apresentação de uma proposta de organização curricular, tal como utilizada nas iniciativas educacionais desenvolvidas pelo conjunto de autores deste livro, os autores do capítulo 5 discutiram a modelagem matricial para a estruturação de currículos integrados e exploraram os quatro eixos dessa matriz, considerando dois de caráter orientador e dois organizativos. Esse capítulo, embora apresentado segundo numa perspectiva conceitual, trouxe reflexões pautadas no diálogo entre os referenciais teóricos aportados no capítulo 3 e as experiências oriundas da utilização dessa matriz, tanto em programas de graduação como de pós-graduação na área da saúde.

No capítulo 6, a autora explorou os desafios trazidos pelas metodologias ativas, considerando sua utilização em currículos integrados. Nesse sentido, as metodologias ativas foram apresentadas no contexto da pedagogia sociointeracionista e, embora caracterizadas segundo semelhanças e diferenças, foram consideradas como sendo tecnologias educacionais ainda contra hegemônicas. Com relação à metodologia espiral construtivista, foi dado um destaque para as inovações e os desafios por ela trazidos, tais como: inclusão e legitimidade dos educandos no processo ensino-aprendizagem; o papel do contexto na aprendizagem significativa; e o desenvolvimento do pensamento complexo.

Com relação aos papéis do educando e do educador nas metodologias ativas, os autores do capítulo 7 destacaram as diferenças encontradas na participação desses sujeitos nos modelos tradicional e centrado nas necessidades dos educandos. Os papéis do docente, como facilitador de aprendizagem e como especialista, foram explorados de modo a explicitar sua complementariedade. As mudanças decorrentes do uso de tecnologias virtuais de aprendizagem também foram exploradas. Finalmente, o papel do educando nas metodologias ativas foi explorado, considerando-se o convívio de forças tradicionais e inovadoras que tensionam a prática educacional.

No capítulo 8, a simulação da realidade foi apresentada como um dos eixos organizativos de currículos integrados. Os autores sistematizaram os referenciais teóricos e as experiências de aplicação das atividades de simulação em iniciativas educacionais que utilizam tanto a simulação da prática profissional quanto a atuação em cenários autênticos de modo complementar e integrado na organização de atividades curriculares.

Na sequência, o capítulo 9 explorou atividades curriculares voltadas ao processamento de problemas e desafios encontrados em cenários autênticos da prática profissional. Os projetos aplicativos, como respostas à identificação de problemas e ao desejo de mudança da realidade, foram apresentados como sendo uma expressão concreta da orientação das iniciativas educacionais à transformação das práticas profissionais. Os autores também exploraram as bases teóricas do pensamento estratégico para lidar com uma realidade com abundância de problemas e desafios e escassez de recursos.

No capítulo 10, os autores sistematizaram um breve histórico das chamadas gerações de avaliação, explorando as diferenças entre as abordagens quantitativa e qualitativa, e a avaliação somativa e formativa. A concepção da avaliação critério referenciada e a articulação desse princípio com a orientação de currículos por competência foi apresentada de modo a subsidiar reflexões sobre as práticas avaliativas nos processos de formação profissional.

Finalmente, embora não por último, o capítulo 11 explorou nossa proposta de gestão das iniciativas educacionais segundo a perspectiva da educação permanente dos profissionais nela envolvidos. Os princípios abordados nesse capítulo dialogam com os referenciais explorados nos demais, destacando a democracia, a inclusão e a combinação de ações ascendentes e descendentes para a construção de uma gestão compartilhada e coparticipativa. Assim, o dispositivo de educação permanente, como estratégia organizacional foi explorado tanto em sua dimensão educacional, voltada ao desenvolvimento profissional, quanto de gestão, orientada à transformação dos processos de trabalho, por meio da aprendizagem organizacional.

O conjunto dos capítulos aqui apresentados traduz a experiência construída pelos autores na produção de iniciativas educacionais na área da saúde, no período 2005-2016. Assim como a maioria dos docentes dessa área, precisamos enfrentar nossas próprias limitações, particularmente na área educacional, para construirmos repertórios e reflexões, e tomarmos decisões baseadas em melhores práticas e evidências. No esforço para superar esses desafios, aprendemos e fomos além das nossas fronteiras. Fortalecemo-nos a partir de princípios que passaram a orientar nossas práticas educativas, segundo valores de justiça social, de respeito à diversidade e de solidariedade nas interações que vivenciamos. Buscamos construir práticas coerentes e consistentes com esses princípios e nos dedicamos ao atendimento das necessidades de aprendizagem e ao desenvolvimento profissional daqueles que trilharam conosco esse caminho.

Esse movimento envolveu profissionais da saúde em todas as regiões brasileiras. Recebemos retornos inestimáveis de docentes e educandos que apontam transformações desencadeadas por essas iniciativas e que ultrapassam o campo profissional.

Esperamos que a sistematização dos dois volumes desta Série e, em particular, este primeiro, possa apoiar educadores e educandos em suas trajetórias, ativar novos caminhos e inspirar novos caminhantes.

São Paulo, dezembro de 2017

Valéria Vernaschi Lima
Roberto de Queiroz Padilha

Organizadores

Sumário

Apresentação, XI

1. Desafios na educação de profissionais de saúde no século XXI, **1**

2. Trajetória das práticas educacionais, **15**

3. Formação orientada por competência, **25**

4. Currículo: território de intencionalidades educacionais, **37**

5. Estrutura curricular na formação de profissionais de saúde, **47**

6. Metodologias ativas de ensino-aprendizagem: desafios da inovação, **57**

7. Papéis do educando e do educador nas metodologias ativas, **73**

8. Simulação da prática: estratégias e métodos em cenários protegidos, **83**

9. Problematização em cenários autênticos: intencionalidades e estratégias, **89**

10. Práticas avaliativas: bases conceituais na formação profissional em saúde, **101**

11. Gestão de iniciativas educacionais: a educação permanente em questão, **111**

Capítulo 1

Desafios na educação de profissionais de saúde no século XXI

Ivan Batista Coelho
Roberto de Queiroz Padilha
Eliana Claudia de Otero Ribeiro

Nas últimas décadas, mudanças nos âmbitos social e político dos sistemas de ensino e no campo específico da saúde vêm tensionando os processos de formação nessa área. A globalização em curso fez com que os países passassem a pensar seus sistemas nacionais de ensino, não apenas do ponto de vista de suas necessidades internas, mas também em uma perspectiva comparada. Nesse contexto, os governos vêm se colocando o desafio de desenvolver políticas educacionais coerentes com os desafios enfrentados no campo da saúde e que permitam, ao mesmo tempo, uma melhor inserção no contexto econômico internacional.

Particularmente, as duas primeiras décadas do século XXI podem ser caracterizadas por uma conjuntura mundial que tem trazido novos e complexos desafios. Sabidamente, vivenciamos um momento em que interconectividade e interdependência associam-se a graus crescentes de riscos, de incertezas, tensões e de emergência de situações paradoxais. Ainda que a pobreza tenha sido reduzida em termos gerais, a globalização econômica e as taxas de rendimento do capital contribuem para maior concentração da riqueza com a consequente ampliação da desigualdade entre e dentro dos países[1].

Os padrões de crescimento econômico, associados às transformações no meio rural e à urbanização desenfreada, têm acelerado os desequilíbrios ecológicos e as mudanças climáticas, cujas consequências tendem a impactar com maior intensidade os grupos já mais desfavorecidos da sociedade. Ao lado do reconhecimento de que somos, na expressão de Sen[2], diversamente diferentes, há um recrudescimento da intolerância étnica, política e religiosa que se traduz em ampliação da violência, de guerras e de conflitos entre grupos sociais.

Desde uma perspectiva sociocultural, as mudanças em curso circunscrevem o cenário global de possibilidades de desenvolvimento humano e, nele, o exercício dos valores de respeito à vida e à dignidade humana, de igualdade de direitos e de justiça social, de diversidade cultural e social, de solidariedade e responsabilidade comum pelo futuro demanda novas abordagens sobre os sentidos do conhecimento e da educação na construção da cidadania e na transformação do mundo[3-5].

Segundo Piketty[1], "a história da desigualdade é moldada pela forma como os atores políticos, sociais e econômicos enxergam o que é justo e o que não é, assim como pela influência relativa de cada um desses atores e pelas escolhas coletivas que disso decorrem [...], sendo que as principais forças que [tendem a reduzi-la] são os processos de difusão do conhecimento e investimento na qualificação e na formação da mão de obra".

É nesse contexto de transformações econômicas, sociais e culturais que buscamos aprofundar nossas reflexões sobre as diferentes visões e os desafios na formação de profissionais de saúde para o século XXI.

Diferentes visões sobre a formação de profissionais de saúde

Embora haja um consenso parcial entre governos, diversas agências e organismos internacionais sobre o que é mais desejável em termos da educação das profissões da saúde, o mesmo não se verifica nos contextos singulares onde os processos de formação de pessoas para o campo da saúde efetivamente acontecem. O mercado é segmentado e cada segmento desenvolve sua própria visão de mundo e de necessidades, seja de saúde, seja de serviços e também da formação que os profissionais que lá atuam deveriam ter. A miríade de universidades corporativas, relacionadas a interesses de grupos econômicos, religiosos e outros que se instituiu nas Américas nas últimas décadas atestam esse fenômeno. Soma-se a esse quadro a participação crescente do setor privado na oferta de serviços de saúde e no ensino, incluindo sua transnacionalização[6], o que vem transformando o cenário político-institucional na educação. Quando essas instituições formadoras se perguntam que profissional de saúde querem formar, as respostas acabam por atender aos interesses nem sempre coincidentes com aqueles citados pelos organismos internacionais e agências governamentais.

Além das questões relacionadas à segmentação e transnacionalização do mercado, outras relacionadas aos contextos locais singulares também influenciam fortemente os currículos. Regiões muito heterogêneas em relação aos fatores econômicos, socioculturais, baixas densidades demográficas e de difícil acesso têm ensejado a formação de profissionais com perfis de competência que não são exatamente coincidentes com os dos grandes centros urbanos. Essa situação é, muitas vezes, de difícil conciliação com diretrizes nacionais, ou orientações gerais que deveriam perpassar todos os currículos e processos de formação.

Se organismos internacionais, agências governamentais e segmentos do mercado têm suas próprias concepções sobre qual leque de capacidades um profissional da saúde deveria desenvolver, os cidadãos também constroem suas próprias visões sobre o que seja importante para continuarem bem posicionados no mercado de trabalho e para fazerem frente às necessidades dos usuários.

Assim, o "nós" da pergunta que "profissionais de saúde queremos formar no século XXI?" abarca sob um pronome unificador, uma heterogeneidade de difícil conciliação. Como levar em conta os desejos individuais de formação? O que fazer com os interesses de corporações e do mercado? Que espaço há para contextos locais singulares em nossas propostas universalizantes? Que mediações são possíveis entre a educação formal e a informal; entre os mundos do trabalho e da educação? Todas essas questões permanecem, reforçando a concepção de que se trata de um campo denso de interesses e contradições a enfrentar, permanentemente.

No mundo do trabalho

Cabe aqui destacarmos que as mudanças trazidas pelas transições demográfica e epidemiológica, decorrentes do envelhecimento da população, o crescimento das migrações, a concomitância de doenças transmissíveis (novas e re-emergentes) e o aumento da prevalência de doenças crônicas são por si só elementos desafiadores a serem considerados na formação em saúde para esse século que vivemos.

Durante o século XX, o mundo desenvolvido inverteu as causas de morte, assistindo o declínio da prevalência de doenças transmissíveis e o crescimento constante das causas não transmissíveis. A esse quadro, somam-se os desafios colocados pela ascensão, em muitos países, da violência e dos agravos derivados de riscos ambientais[7].

Diante de tal complexidade e sob uma perspectiva conceitual, explicitamos aqui a necessidade de produzirmos uma formação orientada por uma abordagem ampliada dos problemas a serem enfrentados na atenção à saúde.

Recentemente, o Fórum Econômico Mundial[8] reuniu um grupo expressivo de *stake holders* e lideranças de 200 sistemas de saúde para realizar uma análise sobre as perspectivas de construir sistemas de saúde sustentáveis, a partir de análises prospectivas de como deveriam apresentar-se em 2040. O documento distingue claramente *health systems* de *health care systems*, com base na proposição de sistemas que passem a considerar a saúde desde uma perspectiva multissetorial e ampliada, em contraposição à ideia de um sistema cujo foco é a organização e oferta de serviços, como pode ser acompanhado no trecho a seguir (p. 13):

> "Enquanto a medicina acompanha o avanço da ciência, o modelo de cuidado em saúde está firmemente preso ao passado... Apesar de mudanças significativas com relação a doença, lesão e mortalidade, a estrutura fundamental dos sistemas de saúde – hospitais de emergência e consultórios médicos – quase não muda há pelo menos um século. Os sistemas de saúde podem fazer frente ao desafio de lidar com a gama de doenças do século XXI, rompendo com o modelo tradicional de serviço, abrindo espaço e criando oportunidades para inovação no intuito de oferecer profissionais melhores, resultados melhores e melhor valor... Poderosos interesses mantêm o *status quo*" (tradução livre dos autores).

Inquestionavelmente, os sistemas de saúde estão cada vez mais desafiados pela necessidade de equacionar custos, qualidade, disponibilidade e acessibilidade aos serviços e equidade no cuidado. Desde uma perspectiva política, a sustentabilidade dos sistemas de saúde exige uma clara orientação para os valores de equidade e de direito à saúde, bem como de estruturas de governança efetivas que assegurem a ampliação de espaços de concertação dos atores envolvidos e de participação dos cidadãos.

Nesse sentido, vale destacar que as relações dos profissionais com os usuários vêm se alterando substantivamente em função do processo de democratização progressiva da sociedade, com o surgimento de diversos tipos de conselhos, ampliação de códigos e legislações que abordam questões éticas e direitos dos usuários. Esse contexto, associado ao acesso mais facilitado às informações sobre saúde propiciado pela internet, vem reduzindo a verticalidade da relação profissional-usuário. Assim, se por um lado temos progresso científico, que demanda atualização permanente do leque de capacidades necessárias ao bom desempenho profissional, por outro lado, temos também progresso ético[9] que situa a relação entre profissional de saúde e usuário em outro patamar.

Todas essas mudanças implicam a revisão das capacidades requeridas para o profissional de saúde enfrentar essas necessidades cambiantes. Esses elementos são potencializados pela mudança constante do que a ciência recomenda para a abordagem dos problemas da saúde, o que torna obsoleto em pouco tempo grande parte dos conhecimentos que se adquire, fortalecendo a ideia de que aprender a aprender, permanentemente, faz parte de um novo conjunto de capacidades na formação profissional.

No campo da educação

Na área educacional, o conceito de competência tornou-se, a partir das últimas duas décadas do século passado, a principal referência na composição de currículos para a formação profissional. Essa tendência foi resultado da convergência da produção de um vasto campo de pesquisadores e de agências internacionais, além de instâncias de governo de diversos países, consolidando-se, não apenas como mudança de rótulo mas, sobretudo, como robusta prática adotada pelos países da Organização para a Cooperação e de Desenvolvimento Económico (OCDE)[10].

Embora haja uma importante variação no próprio conceito de competência[11], há um certo consenso a respeito de um conjunto de novas capacidades necessárias para que os profissionais respondam aos atuais desafios da atenção à saúde das pessoas e populações. Nesse sentido, podemos destacar como exemplos de novas capacidades o trabalho em equipe; a identificação de necessidades individuais e coletivas de cuidados à saúde, a integração de conhecimentos de vários campos profissionais; o planejamento e desenvolvimento de projetos terapêuticos individuais ou coletivos de forma multidisciplinar e transdisciplinar; a coordenação e dispensação de cuidados ao longo do tempo; a identificação de necessidades de aprendizagem dos usuários, da equipe de trabalho e próprias, em processos de educação permanente; a comunicação efetiva e respeitosa com a equipe, usuários, comunidade e gestores; e, concluindo esse conjunto, a capacidade de se comprometer com a construção de sistemas de saúde que defendam a qualidade da saúde e da vida para pessoas e sociedade.

No entanto, um maior investimento no desenvolvimento de iniciativas educacionais voltadas ao desenvolvimento de novos perfis de competência para os profissionais de saúde tem sido dificultado por uma série de fatores que produzem obstáculos à implantação de políticas públicas e de movimentos de inovação nas instituições de ensino. Esses fatores, traduzidos na forma de desafios, foram por nós agrupados no sentido de ampliarmos um diálogo reflexivo, considerando-se a necessidade de construirmos alternativas para sua superação.

Entre os principais desafios podemos destacar o divórcio entre um ensino predominantemente hospitalar e a maior parte das práticas de cuidado, que se dá em contextos ambulatoriais; sistemas de saúde fragmentados como cenários de aprendizagem; os currículos estáticos, fragmentados e baseados em disciplinas com enfoque predominantemente tecnicista; o tribalismo das profissões da saúde com sua tendência de se organizar em guetos que agem isoladamente e, que, com frequência, se encontram em processos de competição interprofissional; a flutuação das demandas de mercado por diferentes perfis de formação profissional; a pouca coordenação para as discrepâncias entre as competências demandadas para atenção aos pacientes e a demanda para atenção às necessidades de saúde de populações; encontros de formação episódicos em contraposição a processos de educação permanente[12].

Para aprofundarmos a análise desses desafios e de modo a articular aqueles apontados nos mundos do trabalho e da educação, apresentamos uma categorização em cinco macrodesafios, no sentido de favorecer a reflexão pretendida neste capítulo.

Macrodesafios na formação de profissionais de saúde

- Modelo hegemônico da formação focado na dimensão biológica e no cuidado hospitalar

Os modelos socialmente legitimados e dominantes de formação para o exercício profissional estão orientados pelas concepções sobre o processo saúde-doença que sustentam as práticas hegemônicas na saúde, construída à luz dos paradigmas racionalista e mecanicista que, por definição, excluem a dimensão social e histórica dos sujeitos do cuidado e de sua prática. Tais concepções permitem dissociar a formação profissional – identificada por uma sólida base pretensamente neutra de conhecimentos científicos que orientam o fazer – da dinâmica e da constituição social dos próprios espaços das práticas em saúde. Permitem, igualmente, desconsiderar a natureza social da educação, reduzindo o processo de formação à transmissão de saberes usualmente inquestionados das biociências.

A excessiva fragmentação dos conhecimentos somada à redução da saúde à sua dimensão biológica e à priorização dos serviços hospitalares como *locus* do ensino e do cuidado, dificultam a contextualização do processo saúde-doença e a inclusão de suas dimensões subjetiva e social, tanto na identificação de necessidades de saúde como na elaboração de planos de cuidado.

Além desses aspectos, a inserção de estudantes em cenários autênticos, desde o início da formação e com atividades contínuas de cuidados[13] e segundo uma lógica progressiva de intervenção, ainda é um desafio enfrentado por poucas instituições de ensino.

Com dificuldade de incluir os estudantes em cenários reais do trabalho em saúde e de explorar outras dimensões do processo de cuidado para além da biológica, a formação acaba por favorecer uma normalização da vida por meio de prescrições e condutas que não necessariamente consideram ao contexto do paciente e/ou famílias. A ênfase na condição biológica determina, por sua vez, que a organização do processo de trabalho seja mais focada na demanda do profissional e não nas necessidades das pessoas e grupos sociais. Com isso, há maior fragmentação do cuidado, fragilidade na gestão de riscos, dificuldade de fazer microrregulação e de singularizar o cuidado. Todo esse processo resulta em baixa co- responsabilização pelo cuidado e redução da resolutividade, reforçando um modelo de formação em saúde que, por sua vez, como num círculo vicioso, favorece a reprodução das práticas em de atenção à saúde que o determinaram.

- Processo de gestão com baixa eficiência e pouco orientado aos resultados em saúde

As práticas vigentes no sistema de saúde moldam dinâmica e fortemente os profissionais e sua atuação, independente de suas formações prévias. Nesse sentido, o predomínio de um modelo de atenção à saúde hierarquizado, fragmentado com baixa articulação entre os pontos de atenção, pactuação insuficiente de responsabilidades entre os diversos agentes, com excessiva medicalização e ênfase exclusiva nos aspectos biológicos em detrimento dos aspectos subjetivos e sociais, com consumo crescente de procedimentos e seus custos crescentes, baixo estimulo para o autocuidado, acesso limitado, e qualidade inconstante tendem a formatar fortemente a atuação dos profissionais no mesmo rumo.

O deslocamento do foco da "oferta de serviços e procedimentos" do modelo do século XX para o "atendimento às necessidades de saúde dos usuários', sob a ótica da integralidade, impõe uma revisão sobre o sentido da intervenção dos profissionais e das equipes de saúde. Dada a necessária aproximação aos espaços onde se possa acompanhar o processo saúde – doença e as mudanças no sentido do que é ser "saudável", o conteúdo e *locus* do trabalho também mudam. Com a ruptura da marcada separação entre os modelos centrados no hospital (como unidade de alta densidade tecnológica), e consultórios característicos da clínica tradicional, e da separação entre os cuidados focados na "clínica" e as intervenções de cunho "social" típicos da velha saúde pública, a casa e o território e unidades de saúde (como unidade de baixa densidade de tecnologias materiais e alta complexidade de tecnologias imateriais) ganham concretude e pertinência para a construção de práticas que promovam a saúde e aumentem a efetividade das medidas de promoção à saúde, prevenção e tratamento de agravos no contexto de redes integradas de atenção[14].

Tais mudanças implicam a revisão das capacidades requeridas para o profissional de saúde enfrentar, com as equipes multiprofissionais de saúde, necessidades cambiantes, condições crônicas que implicam compreensão das dinâmicas e das condições familiares necessárias para o cuidado e as tomadas de decisão, além de expectativas diversificadas e cenários de imprevisibilidade que, certamente, advirão. Fala-se, assim, de um profissional preparado para lidar com situações complexas e em permanente transformação, com capacidade para utilização efetiva de novas tecnologias de informação-comunicação e autonomia para conduzir seu processo de aprendizagem ao longo da vida. Analisando esses desafios, os *General Practicioners* do Sistema Nacional de Saúde da Inglaterra[15] defendem que será necessária uma importante mudança cultural e social para revalorização da base generalista do exercício profissional do médico e da prática do generalista, cujo trabalho é organizado em equipes flexíveis, em proximidade e segundo as necessidades dos pacientes, em contraposição ao glamour e admiração pelo super especialista buscado em seu consultório, localizado segundo sua conveniência profissional. O relatório da reunião regional sobre Recursos Humanos em Saúde[16] segue nessa mesma direção, afirmando que a sobre especialização médica favorece a taylorização, fazendo com que muitas especialidades não contemplem competências mínimas para poder participar do complexo processo social que favorece as condições para o exercício da equidade e do direito à saúde.

O grau de reprodução das práticas de cuidado relaciona-se fortemente com um modelo de gestão pública da saúde voluntarista e com baixo grau de profissionalização, caracterizada por fragilidades na análise do contexto, na identificação de problemas e na direcionalidade de estratégias de mudança. Identifica-se uma baixa apropriação e uso de ferramentas de planejamento que ampliem o diagnóstico e potencializem mudanças, bem como uma reduzida articulação de parcerias, inclusive de âmbito intersetorial, visando ações colaborativas que amenizem as dificuldades vivenciadas no contexto. Há ainda pouca participação social no processo de gestão, e reconhecida restrição do potencial de efetividade das políticas de saúde em face das lacunas de coordenação entre os níveis de formulação e implementação destas.

Os movimentos de mudança na gestão dos serviços de saúde apontam configurações baseadas na construção de redes integradas de atenção à saúde, com valorização da estratégia de atenção primária à saúde[17,18], maior participação e envolvimento dos profissionais na gestão do cuidado e inclusão da perspectiva do cliente, sob a ótica da humanização[19-23]. O potencial de mudança a ser promovido pela articulação da formação profissional nesse contexto segue como uma das questões cruciais da educação das profissões da saúde.

- Desarticulação entre as instituições formadoras e os serviços de saúde

O distanciamento na área da saúde entre as instituições que representam os mundos do trabalho e do ensino e a pouca valorização dos problemas do cotidiano da atenção como disparadores da aprendizagem afastam a formação do enfrentamento das necessidades de saúde da sociedade e dificultam a construção de compromissos compartilhados entre as organizações de ensino e as de prestação de serviços. Nesse contexto, há um divórcio entre o ordenamento e a formação de profissionais de saúde, que acaba por não favorecer o desenvolvimento de um perfil de competência adequado ao enfrentamento dos problemas postos pelas realidades concretas dos serviços.

As práticas em saúde não se traduzem, sabidamente, de modo especular no processo de formação, porque as instituições formadoras operam não apenas no plano do conhecimento mas também nos campos do simbólico, da cultura e da ideologia. Assim, as práticas acabam sendo reconfiguradas e reinterpretadas por meio dos agentes da ação educativa. A prática e a educação das profissões da saúde respondem, social e historicamente, aos diferentes interesses econômicos, políticos e ideológicos reguladores das formas como se organizam tanto a assistência como a educação.

Os movimentos de construção de sinergismo e simultaneidade entre as transformações das práticas de atenção e de formação, de aproximação entre a academia e os serviços, vêm acontecendo na América Latina desde a segunda metade do século XX por obra de um conjunto de iniciativas identificadas, em sua trajetória, com os "laboratórios" de comunidade dos departamentos de medicina preventiva e comunitária das escolas médicas e de enfermagem da década de 1960, com a criação dos centros de saúde-escola e com a integração docente assistencial dos anos 1970.

Esses movimentos, articulados com aqueles de conformação de novos modelos assistenciais, foram fortalecidos na década de 1980 pela adoção da estratégia de atenção primária preconizada pela Organização Mundial da Saúde, materializada nos esforços de extensão de cobertura, descentralização e hierarquização dos serviços de saúde. Ao analisar principais tendências de mudança na educação médica identificadas na década de 1990, Almeida[24] caracterizou um núcleo comum de diretrizes que as orientou. As propostas UNI - *Uma Nova Iniciativa na Educação dos Profissionais de Saúde: União com a Comunidade*, promovidas pela Fundação Kellogg; o programa *Changing Medical Education: an agenda for action*, promovido pela Organização Mundial da Saúde; o programa *Gestão da Qualidade na educação médica*, proposto pela Organização Pan-Americana de Saúde, e o programa *Network - Network Community-oriented Educational Institutions for Health Sciences* foram analisados pelo autor, que neles encontra, como eixos comuns, apesar de apresentados em intensidades diversas, a interdisciplinaridade, a intersetorialidade, a responsabilidade social da escola e as relações entre a prática, a educação médica e a realidade social.

Frenk et al.[12] identificaram três momentos da formação profissional na saúde no século XX. O primeiro, cunhado "flexneriano", é representado pelo modelo científico da formação, no qual a transmissão supostamente neutra e descontextualizada do conhecimento das ciências biomédicas é compreendida como a base primeira e suficiente do raciocínio e conhecimento médicos. Responde por um momento histórico de mudança da formação do médico nas primeiras décadas do século XX, a partir da incorporação de um modelo de universidade assentada nos princípios da ciência e de necessidade de revisão de mecanismos de certificação legitimados pela corporação médica, mas acaba se aplicando ao conjunto dos profissionais de saúde, em sua dimensão paradigmática, e se mantém como diretriz, até hoje, na maioria das instituições formadoras no campo da saúde. Avançar na compreensão da força de sua manutenção implica revisá-lo, particularmente, em suas relações com o setor saúde.

A segunda geração de reformas, ainda de acordo com Frenk et al.[12], corresponde a experiências, ainda na década de 1960, simultaneamente, nos EUA (Case Western Reserve), Canadá (McMaster University), Australia (Newcastle) e Holanda (Maastricht), que incidiram sobre a dimensão instrucional da educação das profissões da saúde: introdução da aprendizagem baseada em problemas e os movimentos de integração disciplinar no currículo.

Com o objetivo de analisar e propor um modelo que pudesse superar as bases que conformaram o modelo ainda hoje hegemônico, os autores acima citados propõem um modelo de formação imbricado com os sistemas de saúde como aquele que poderá atender aos desafios do século XXI e assentado no que denominam *transformative learning*. Tal proposta comporta entre os deslocamentos fundamentais sugeridos, muitas das proposições que já vêm se desenvolvendo no percurso de transformações da educação das profissões da saúde, mas traz a potência de representar, no centenário do Relatório Flexner, a síntese de um grupo de estudiosos de prestigiosos centros acadêmicos e de organismos internacionais, a partir de dados que buscam expressar a experiência mundial, socializados em periódico de alto valor acadêmico, como *The Lancet*. Sintetizam no percurso entre ênfases historicamente dadas às dimensões informativa e formativa da aprendizagem, a pertinência de uma nova diretriz de cunho transformador, sinalizando o deslocamento dos objetivos de formar expertos para aqueles comprometidos com um exercício profissional orientado por valores e voltado para a capacidade dos agentes de transformar as práticas em saúde.

- Baixa incorporação de inovações tecnológicas nas práticas educacionais

O cenário educacional contemporâneo mostra uma importância crescente da aprendizagem que ocorre fora das instituições educativas, num movimento que se expressa claramente no campo da saúde pela incorporação de composições variadas de espaços não formais e informais de natureza diversa nos processos de formação, incluindo equipamentos sociais no espaço da comunidade e o domicílio. A sinergia entre esses espaços de aprendizagem – que oportuniza novas possibilidades de trabalho em rede, consórcios, alianças e potencializa novos fluxos e conexões de conteúdos e recursos –, oferece oportunidades valiosas para experimentação e inovação no campo educacional[5].

Ao lado da complexidade crescente de um cuidado coordenado em equipe em diferentes espaços de cuidado, os profissionais enfrentam os desafios do crescimento acelerado do conhecimento e da incorporação de novas tecnologias materiais e imateriais que, por sua vez, trazem mudanças em suas funções articuladas de provedores do cuidado, gestores do cuidado e educadores. Todo esse processo ocorre num contexto de novas exigências que, segundo Burch[25], qualificam as boas práticas profissionais não apenas segundo seu sentido acadêmico estrito mas, ao contrário, em sua dimensão situacional, ajustadas aos limites e necessidades do contexto real, do cenário autêntico em que ocorrem. As boas práticas requerem, segundo a autora, o uso eficiente e inovador dos recursos locais, orientado ao atendimento das necessidades de saúde e regido por um clima educacional favorável que permita a introdução da inovação e favoreça a transformação das práticas.

O cenário apresentado contrasta, claramente, com práticas educacionais ainda prevalentes, estruturadas pela perspectiva de aplicação prática de um saber teórico fragmentado sob a ótica disciplinar cujo sentido é atribuído, sobretudo, ao seu valor acadêmico intrínseco, independentemente do contexto.

O descompasso entre os modelos educacionais prevalentes e as demandas para formação de profissionais abertos para a mudança e inovação é questionado por Mennin[13] ao indagar se os alunos se sentem confortáveis, individualmente e nos grupos colaborativos de que participam, desde o início da formação, para reconhecer e trabalhar com e a partir da incerteza. No modelo tradicional de formação, a inserção em cenários autênticos caracterizados por altos graus de incerteza tende a ser postergada para as etapas finais da formação, a partir de um modelo assentado em uma compreensão cumulativa e linear da construção do conhecimento a partir de uma sólida base sobre a qual acrescentam-se, ao longo do tempo, passo a passo, as aquisições do sujeito. Tal previsibilidade é tensionada pela importância crescente de inserção do estudante desde o início da formação em cenários autênticos, enfrentando situações não estruturadas, nos quais é valorizada a capacidade de reflexão sobre a ação.

Schuwirth e Ash[26] advogam que, à medida que ganham espaço e legitimidade a relação de interdependência entre avaliação formativa e a aprendizagem nos espaços autênticos de trabalho, a capacidade dos professores de planejar e conduzir programas de avaliação se constituirá em um dos desafios mais importantes para a prática docente, para investigação e introdução de inovações educacionais.

Os desafios postos destacam a relevância de buscar uma construção congruente com os docentes, preceptores e gestores dos serviços de saúde. A baixa legitimidade dos espaços de prática como cenários de aprendizagem e construção de conhecimento e a consequente desvalorização dos saberes construídos no mundo do trabalho, associados a modelos de cuidado mais focados na oferta de procedimentos do que na identificação ampliada de necessidades, ainda tem potencial para frear iniciativas de inovação educacional.

- Desarticulação entre instituições e órgãos de pesquisa e os sistemas e serviços de saúde

É desnecessário destacar o crescimento exponencial do conhecimento subjacente às práticas de cuidado e a consolidação da pertinência do apoio de evidências científicas para a tomada de decisão e melhoria da qualidade do cuidado. Entretanto, não se pode deixar de considerar que uma parte substantiva das evidências geradas são fruto de investigações conduzidas em contextos e em grupos selecionados que não necessariamente refletem a complexidade de quadros de co-morbidade usualmente vivenciados por clínicos generalistas em sua prática[15]. É necessário, portanto, promover a experimentação dos novos conhecimentos científicos de modo a validar a efetividade das intervenções em contextos específicos.

Há ainda, no entanto, um distanciamento entre os que produzem ou trabalham com informações e os que tomam decisões, bem como entre as instituições que realizam pesquisa e as que compõem os sistemas de serviços de saúde. Como produto dessa situação, o conhecimento gerado pelas pesquisas tem sua relevância e sentido reduzidos pela baixa aplicabilidade nos contextos reais do processo de gestão e de tomada de decisão. Por outro lado, as organizações de saúde não incentivam as equipes e profissionais de saúde a desenvolverem capacidades de investigação que ampliem sua compreensão sobre as práticas de gestão e atenção e sobre sua correlação com a singularidade de seus papéis. São limitados, ainda, o apoio e estímulo efetivos aos processos de comunicação e educação permanente que propiciem reflexão crítica e redirecionamento de um trabalho articulado com a missão e valores institucionais.

O desafio da universidade de ampliar as atividades de pesquisa acadêmica nos diferentes cenários de cuidado, diversificando seus objetos de investigação, favorecendo a interlocução entre disciplinas e empregando metodologias que dialoguem o quanti com o qualitativo e que não se restrinjam ao modelo técnico-experimental, implica uma profunda revisão de seus modelos mais tradicionais de ensino, pesquisa e extensão.

Tal desafio deve ser também entendido à luz dos movimentos de perda da identidade pública da educação, de perda da legitimidade e credibilidade da universidade como fenômeno global e dos processos acelerados de transnacionalização das instituições de ensino superior, que impõem a revisão permanente da natureza do contrato social das instituições formadoras[5-6]. Há universidades seguindo a lógica do mercado, operando quase como um tipo de *shopping center*, outras mais orientadas ao alcance da legitimidade na pesquisa acadêmica, outras altamente comprometidas com a melhoria da saúde desenvolvendo práticas transformadoras com suas comunidades e territórios de influência.

Um conjunto de proposições e encontros nas Américas têm tido como objeto privilegiado a temática da revisão do contrato social da instituição formadora em saúde como elemento essencial na redefinição da identidade e do projeto politico-pedagógico no contexto atual, bem como da pertinência e relevância do conhecimento gerado. Os desafios para atingir a universalidade, equidade e integralidade nos cuidados à saúde não parece ter, até o momento, permeado as práticas acadêmicas da maioria das escolas[27].

A lógica técnico-instrumental subjacente aos modelos hegemônicos de formação e de produção de conhecimento, alicerçada fortemente pelos modelos de cuidado tão bem caracterizados por Campos[14] sob o manto da degradação da clínica, prescinde do diálogo com as dimensões éticas e políticas da formação e do cuidado em saúde. Os valores fundantes que orientam a educação precisam, a cada momento, e sempre, ser reconhecidos no gesto pedagógico e do cuidar: respeito à vida e dignidade humanas, igualdade de direitos e justiça social, diversidade cultural e social e o senso de solidariedade humana e corresponsabilidade pelo futuro.

A educação das profissões da saúde situa-se, como apontado, na confluência das transformações marcantes no campo da saúde com aquelas resultantes da reestruturação do ensino superior. Os conflitos de interesses nos âmbitos desses dois sistemas tensionam, certamente, as condições em que poderão ser operadas as profundas mudanças no paradigma que orientou a educação das profissões da saúde no século XX. Ademais, acreditamos que as mudanças nos processos de formação só podem ser eficazes se estiverem comprometidas com a transformação das práticas em saúde que também os conformam, e com a construção de outros processos legitimadores da ação e da prática educativas. Tais processos deverão ser regidos pela intencionalidade e por critérios éticos, pelo compromisso com o diálogo e com a construção do conhecimento sobre os novos objetos que buscam construir.

A título de uma conclusão, ainda que provisória

Consideramos que os macrodesafios explorados se retroalimentam e criam um círculo vicioso de difícil ruptura. Embora reconheçamos a existência de iniciativas e políticas governamentais que objetivam a superação de alguns desses desafios, a articulação e o imbricamento das relações potencializadoras já estabelecidas entre eles tem sido um fator que dificulta os movimentos de mudança.

Nesse sentido, as políticas para a superação da fragmentação curricular e adoção de metodologias ativas de ensino aprendizagem, associadas às novas diretrizes curriculares, baseadas na definição de perfis de competência que contemplem a necessidade de formar para a mudança, têm encontrado resistência não somente pela inércia da tradição das práticas pedagógicas mas, também, pelo desejo de preservação dos papéis assumidos pelas escolas e docentes em relação ao legado a ser deixado para as próximas gerações.

Pelo lado da atenção à saúde, os desafios para a organização dos sistemas e serviços de saúde integrados, visando a produção de respostas mais efetivas às necessidades contemporâneas de saúde das populações, encontram na macropolítica e na economia global tensões produzidas por distintas lógicas que consideraram a saúde como bem ou mercadoria. Esse contexto promove fortes influências na produção das práticas de cuidado, na organização do trabalho coletivo em saúde, nas relações de poder entre profissionais, na determinação da formação e capacitação em saúde, na articulação ensino-serviço e nas perspectivas de se produzir novos saberes e práticas nesse campo.

A necessidade de conciliarmos recomendações universais com contextos singulares, autonomia e controle das práticas profissionais, desejos individuais e coletivos, educação formal e em serviço, trazem para as propostas de educação permanente o desafio de trabalharem com a aprendizagem organizacional, para além da transformação das práticas das pessoas ou da aprendizagem ao longo da vida.

Assim, as reflexões que aqui sistematizamos no formato de desafios visam apontar a complexidade especialmente conferida pela interpenetração dos elementos que atuam nas relações entre saúde-gestão-educação. Alguns dos capítulos dos dois volumes da Série Processos Educacionais na Saúde trazem contribuições no sentido do enfrentamento desses desafios. Cabe destacarmos, entretanto, que uma mudança mais estruturante nessas relações precisará combinar movimentos que, articuladamente, atuem na relação saúde-gestão-educação no sentido da transformação das práticas hegemônicas. É nessa luta que nos envolvemos desde os pequenos espaços em que temos governabilidade de ação, e é esse o objetivo que nos mantém como ativadores de processos de mudança.

Referências

1. Piketty T. O Capital no Século XXI. Rio de Janeiro: Intrínseca; 2014.
2. Sem A. Identidade e Violência. São Paulo: Iluminuras; 2015.
3. ONU. Transformando Nosso Mundo: A Agenda 2030 para o Desenvolvimento Sustentável [Acesso em 17 de setembro de 2016] Disponível em https://nacoesunidas.org/wp-content/uploads/2015/10/agenda2030-pt-br.pdf
4. WHO. Global Health Workforce Alliance. A universal Truth: no health without a workforce. [Acesso em 23 de outubro de 2015] Disponível em http://www.who.int/workforcealliance/knowledge/resources/GHWA-a_universal_truth_report.pdf?ua=1
5. UNESCO. Rethinking Education. Towards a global common good? [Acesso em 16 de janeiro de 2016] Disponível em http://www.unesco.org/fileadmin/multimedia/field/Cairo/images/RethinkingEducation.pdf
6. Santos BS. A Universidade no Século XXI: para uma Reforma Democrática e Emancipatória da Universidade. São Paulo: Cortez; 2011.
7. WHO. The World Health Report 2008. Primary health care. Now more than ever. Geneva; 2008. [Acesso em 16 de abril de 2016]. Disponível em: www.who.int/2008/whe08_en.pdf
8. World Economic Forum. Sustainable Health Systems Visions, Strategies, Critical Uncertainties and Scenarios Healthcare Industry. Report. January, 2013. [Acesso em 24 de setembro de 2017] Disponível em http://www3.weforum.org/docs/WEF_SustainableHealthSystems_Report_2013.pdf
9. Rorty R. Objetivismo, Relativismo e Verdade: Escritos Filosóficos. Vol. I. Rio de Janeiro: Relume Dumará; 2002.
10. Chizzoti A. Currículo por competência: ascensão de um novo paradigma curricular. Educação e Filosofia Uberlândia. 2012; 26(52):429-448.
11. Ramos MN. A Pedagogia das Competências. São Paulo: Cortez; 2001.
12. Frenk J et al. Health professions for a new century: transforming education to strengthen health systems in an interdependent world. 2010; Lancet 376:1923-58.
13. Mennin S. Integration of the sciences basic to medicine and the whole of the curriculum. In: Abdulrahman KAB, Mennin S, Harden RM, Kennedy C (editors). Routledge Handbook of Medical Education. New York: Routledge; 2016.
14. Campos GWS. Reforma da Reforma – Repensando a Saúde. São Paulo: Hucitec; 1992.
15. Royal College of General Practitioners. The 2022 GP: compendium of evidence. London: Royal College of General Practitioners; 2013.
16. OPS/WHO. Toward a new regional agenda of Human health resources in the region of the Americas. Report. Buenos Aires; 2015.
17. Beasley JW, Starfield B, van Weel C, et al. Global health and primary care research. Journal of the American Board of Family Medicine. 2007; 20(6): 518-26.
18. Cooke M, Irby DM, Sullivan W, Ludmerer KM. American Medical Education 100 Years after the Flexner Report. N Engl J Med. 2006; 355:1339-1344.

19. Brasil. Ministério da Saúde. Departamento de Apoio à Descentralização. Regulamento: pactos pela vida e pela gestão. Brasília, DF; 2006 (Série B. Pactos pela Saúde.v.2). [Acesso em março de 2017] Disponível em: htpp://conselho.saude.gov.br/webpacto/regulação.pdf
20. Brasil. Ministério da Saúde. Secretaria Executiva. Núcleo Técnico da Política Nacional de Humanização. HumanizaSUS: Clinica ampliada. Brasília, DF; 2004. (Série B. Textos Básicos de Saúde) [Acesso em março de 2017] Disponível em: htpp://www.saude.sp.gov.br/resources/humanização/docs/cartilha_clinica_ampliada.pdf
21. Campos GWS, Guerrero AVP (org.). Manual de Práticas de Aatenção Básica: Saúde Ampliada e Compartilhada. São Paulo: Aderaldo & Rochischild; 2008.
22. Mendes EV. As redes de atenção à saúde. Brasília: Organização Pan-Americana da Saúde; 2011.
23. Mendes EV. O cuidado das crônicas na atenção primária à saúde: o imperativo da consolidação da estratégia da saúde da família. Brasília: Organização Pan-Americana da Saúde; 2012.
24. Almeida M. Educação Médica e Saúde. Londrina: UEL Editora; 1999.
25. Burch VC. More attention is now paid to assessment of clinical competence and on the job. In: Abdulrahman KAB, Mennin S, Harden RM, Kennedy C (editors). Handbook of Medical Education. London: Routledge; 2016.
26. Schuwirth L, Ash J. Assessing tomorrow's learners: in competency-based education only a radically different holistic method of assessment will work. Six things we could forget. Medical Teacher 2013 Jul;35(7):555-9.
27. OPS. OMS. Menezes F, Borrell RM (relatores). La misión social de la educación médica para alcanzar la equidad en salud. Informe Técnico. Washington: OPS/OMS; 2014.

Capítulo 2

Trajetória das práticas educacionais

Valéria Vernaschi Lima
Roberto de Queiroz Padilha

Ao considerarmos a educação como uma práxis social[1] torna-se imperativo refletirmos sobre os elementos que a constituem, especialmente no sentido de evitarmos uma reprodução acrítica, mantida pela força da tradição e da inércia.

Para um conjunto expressivo de profissionais da saúde, tornar-se professor é uma passagem que ocorre da noite para o dia e poucos conseguem se aprofundar no estudo da aprendizagem humana, para além da sua própria área de conhecimento. Desse modo, acabamos recorrendo ao repertório das próprias experiências educacionais para atuarmos junto aos educandos.

A sistematização realizada neste capítulo sobre a trajetória das práticas educacionais nas sociedades ocidentais busca dar resposta à necessidade de um maior entendimento sobre o papel de educadores, educandos e escolas, levando em consideração como as pessoas aprendem. Enfrentamos esse desafio não do ponto de vista de especialistas em educação, mas na perspectiva de profissionais de saúde que valorizam esses saberes para uma atuação crítica nos processos educacionais.

Assim, apresentamos uma breve contextualização das práticas educacionais nas sociedades ocidentais, destacando que a educação formal, realizada pelas "instituições específicas que se tornam porta-vozes de uma determinada doutrina pedagógica", cria oportunidades para que as novas gerações assimilem, internalizem e, finalmente, reproduzam ou transformem a cultura e a própria prática pedagógica[2] (p.15-6).

As práticas pedagógicas: uma trajetória marcada pela tradição

Nas sociedades humanas, a aprendizagem é um fenômeno diferente daquele que ocorre em outras espécies animais cujas "aquisições adaptativas [....] às peculiaridades do meio [....] se fixam biologicamente [....] e se transmitem por herança genética"[3] (p.13). Para nós, humanos, a sobrevivência e o desenvolvimento são produtos de processos e sistemas de transferência da cultura, considerada uma aquisição sistemática das experiências produzidas na interação do homem no mundo.

Freire[4] denomina esses processos e sistemas de transferência da cultura como sendo educação e considera que a prática educacional está fundamentada pela consciência de que somos seres inacabados e em constante transformação. Essa consciência gera a nossa educabilidade, como uma busca permanente pelo conhecimento que tem sido capaz de produzir conquistas inimagináveis em todas as gerações. Segundo Jaeger[5], somente o Homem "consegue conservar e propagar a sua forma de existência social [...] por meio de sua vontade consciente" (p. 3).

Cabe aqui destacarmos que a origem da palavra educação provém do latim: *educatio*, que significa ação de criar, alimentar, cuidar, conduzir, instruir, sendo essa uma ação de caráter eminentemente coletivo. Segundo Jaeger[5] (p. 4), o processo educacional é um "resultado da consciência viva de uma norma que rege uma comunidade humana, quer se trate da família, de uma classe ou de uma profissão, quer se trate de um agregado mais vasto, como um grupo étnico ou um Estado".

Nas sociedades primitivas, a educação ocorria, predominantemente, por meio da participação das crianças nas atividades cotidianas da vida adulta, na família e nos grupos sociais. Há registros escritos sobre as ideias construídas nas sociedades grega e romana da Antiguidade que evidenciam uma prática educativa orientada pelos valores das classes aristocráticas. Nestas sociedades escravocratas, a educação formal era destinada aos homens considerados livres e responsável pela disseminação dos valores que reproduziam a divisão das classes sociais. Essa divisão era então justificada pela transmissão de qualidades inatas, legitimando as diferenças entre os homens e, por consequência, a escravidão[5].

Na época medieval, podemos identificar essa mesma característica, sendo a nobreza e o clero responsáveis pela educação de seus pares e a prática pedagógica baseada na repetição e na inculcação de certos valores que respondiam aos interesses dos nobres e da igreja. Para os trabalhadores, a educação e a socialização das novas gerações era realizada oralmente de pais para filhos. As diferenças entre os homens eram justificadas, em última instância, pela "vontade divina", vinculada às linhagens dos nobres e dos religiosos de alta hierarquia[6].

A partir do século IX, o sistema de ensino passou a ser constituído por três tipos de escolas: as paroquiais, responsáveis pela doutrinação das massas camponesas, por meio da educação elementar ministrada por sacerdotes; as monásticas, responsáveis pela educação secundária; e as imperiais, que respondiam pela educação superior, destinada à formação de funcionários do Império. Assim, a escola, como instituição, pode ser considerada um produto da Idade Média, tal como as universidades no século XIII[7].

Entretanto, com a decadência da sociedade feudal e a incompatibilidade entre os pensamentos teológico e econômico prevalentes, respectivamente, na ideologia canônica e mercantilista, outras intencionalidades educacionais trazidas pelo Renascimento, Racionalismo, Iluminismo e pela ascensão da burguesia passaram a ser valorizadas na educação escolar[8].

Na Idade Moderna, entre 1453 e 1789, o conhecimento deixou de ser uma revelação divina e passou a ser compreendido e buscado como uma explicação da razão. Nesse contexto, a expansão do comércio exterior pelas grandes navegações e a invenção da imprensa causaram impactos na socialização da cultura, favorecendo a disseminação de conhecimentos dentro e fora das escolas. A educação renascentista voltou-se para formação do homem burguês, valorizando o elitismo, o aristocracismo e o individualismo liberal[6].

Após a Revolução Francesa e início da Idade Contemporânea, a reorganização das escolas entrou na pauta política em função, especialmente, do reconhecimento da educação como estratégia para a evolução econômica das sociedades. Neste contexto, a necessidade de educar trabalhadores potenciais e de reduzir a delinquência juvenil nas cidades gerou mudanças na oferta das escolas que, amparadas por medidas legais, tornaram-se únicas para meninos e meninas, e obrigatórias, laicas e gratuitas no nível elementar. O ensino secundário passou a ser "aberto a todos e orientado às ciências"[7] (p.186).

Embora possamos reconhecer um importante avanço na organização das escolas no final do século XVIII e século XIX, em função de um cenário intelectualmente efervescente e com significativas mudanças sociais, Thompson[9] chama a atenção que as atitudes em relação aos distintos grupos sociais e o processo de transferência da cultura mantiveram-se rígidos. Nesse contexto, a educação foi considerada um elemento relevante na tentativa do Estado de criar um consenso ativo sobre a naturalidade da desigualdade entre os homens, bem como sobre a divisão entre trabalho manual e intelectual[6]. A desigualdade entre as classes passou a ser justificada pela distinção entre os esforços pessoais empregados a partir de uma suposta igualdade de oportunidades[10].

Assim, a instituição formadora na era moderna, impulsionada pela burguesia como nova classe dominante, foi ancorada nos princípios do liberalismo, pautado pelo individualismo, pela livre iniciativa e pela propriedade privada. Nas escolas, acabou prevalecendo uma orientação repressora e de negação da experiência de vida dos estudantes das classes pobres. Esses valores passaram a justificar um novo modo de organização da sociedade pós-industrial e da escola, especialmente focada na preparação dos jovens para o mercado de trabalho[6].

Nesse cenário, cabe destacar que os séculos XVIII e XIX tiveram uma forte influência de ideias que articularam política e educação, com uma crescente intervenção do Estado nesse campo. Esse movimento resultou no deslocamento do papel da Igreja na educação, consolidando a escola pública, obrigatória e laica, e pautada na racionalidade científica.

Já no fim do século XIX e início do século XX, vários autores na Europa e nos Estados Unidos passaram a criticar fortemente a tradição pedagógica e as práticas educacionais prescritivas e ritualizadas, baseadas na ordem, na submissão e nos castigos passaram a ser tensionadas pela nascente ciência da educação.

É relevante pontuarmos que os movimentos que contribuíram tanto para a construção de uma tradição pedagógica quanto para a emergência de inovações no processo educacional foram ancorados por racionalidades e teorias explicativas que justificaram historicamente escolhas e preferencias para os papéis da educação, das escolas e dos educadores nas sociedades.

A inovação da escola nova e da educação progressista

O movimento escolanovista, gestado em contraposição à tradição pedagógica, passou a valorizar os interesses dos estudantes e as especificidades da infância pela primeira vez na trajetória das práticas pedagógicas. Inspirado na crítica de Michel Montaigne (1533-1592) à educação livresca, nas ideias de Jean-Jacques Rousseau (1712-1778) de colocar o educando no centro do processo educacional, e na concepção de Johann H. Pestalozzi (1746-1827) de reforma da sociedade por meio da educação das classes populares, o movimento escolanovista representou a mais expressiva inovação educacional desde a criação da escola pública[7].

O desenvolvimento da ciência, em especial dos estudos de psicologia aplicada à educação, fundamentou essas inovações, tensionando a tradição pela valorização de práticas pedagógicas baseadas em experiências científicas. Estudos sobre ensino e aprendizagem passaram a envolver psicologia, sociologia, cultura, currículo, sistemas educativos, mente e cérebro, contribuindo para a criação do campo das ciências da educação.

O século XX foi atravessado pela polêmica entre pedagogia tradicional e progressista, fundamentada nas teorias comportamentais, cognitivistas, construtivistas e socioconstrutivistas que buscaram explicar, por diferentes pontos de vista, como as pessoas aprendem.

E como as pessoas aprendem...

Para a exploração do fenômeno ensino-aprendizagem, precisamos levar em consideração as principais teorias educacionais em diálogo com estudos de psicologia, antropologia e sociologia aplicados ao ensino. De modo geral, as teorias educacionais podem ser explicadas a partir do foco dado a três elementos que se relacionam: o "sujeito"; o "objeto"; e a "mediação" entre sujeito-objeto[11].

Quando o foco do processo de ensino-aprendizagem é colocado no "sujeito" que aprende, a explicação é denominada inatista, uma vez que o processo é considerado como um fenômeno que ocorre de dentro do sujeito para fora. Ao priorizarmos o "objeto", que representa os conteúdos a serem aprendidos, a explicação é denominada ambientalista, uma vez que o processo é considerado um fenômeno que ocorre de fora para dentro. Finalmente, ao valorizarmos a "mediação" do processo, caracterizada pelas interações produzidas no convívio entre as pessoas e destas com o mundo, a explicação é denominada interacionista ou sociointeracionista, uma vez que considera a aprendizagem como um fenômeno social e relacional, ao mesmo tempo de dentro para fora e de fora para dentro.

Em várias fases da história da humanidade, diferentes autores defenderam a teoria inatista da educação, como Platão (427-347 a.C.) e René Descartes (1596-1650). Segundo essa concepção, nascemos com ideias preexistentes e as diferenças entre os indivíduos são decorrentes de fatores hereditários e maturacionais de cada pessoa. Também chamada de apriorística, essa teoria considera que as diferenças entre os sujeitos são insuperáveis, uma vez que são biologicamente determinadas[12-14]. Esse modelo corresponde a uma pedagogia não diretiva que, embora seja pouco utilizada nos sistemas educacionais, mostra-se relativamente presente nas explicações do fenômeno da aprendizagem, particularmente quando o sucesso ou fracasso escolar é atribuído à presença ou ausência de talentos ou predisposições dos próprios educandos[11].

Paralelamente, o pensamento predominante nas sociedades ocidentais até final da década de 1950 considerava a mente dos educandos como uma tábula rasa. Essa concepção foi explicitada por John Locke (1632-1704) em contraposição à existência de ideias inatas. Ao priorizar os conteúdos ou "objetos" a serem aprendidos, a teoria ambientalista, também chamada behaviorista, comportamentalista ou empirista, passou a fundamentar a pedagogia tradicional ou diretiva baseada na transmissão de informações[11].

Na polaridade das teorias inatista e ambientalista, surgiu uma terceira explicação do fenômeno da aprendizagem. Inicialmente apresentada por Immanuel Kant (1724-

1804), foi concebida como uma síntese entre o racionalismo de René Descartes, que valoriza o pensamento dedutivo, e o empirismo de John Locke, que valoriza o pensamento indutivo. Formulada na obra *Crítica da Razão Pura*, de 1781, a terceira teoria propõe o interacionismo como explicação para o fenômeno da aprendizagem, que é produzida na interação entre "sujeito" e "objeto"[7].

A teoria interacionista ou sociointeracionista promoveu uma releitura das explicações, aparentemente antagônicas, entre o adquirido e o inato. Também chamada de construtivista ou socioconstrutivista, essa concepção considera tanto a bagagem hereditária quanto os conteúdos, a cultura e a sociedade no processo de aprendizagem[11]. Segundo essa explicação, o homem é "alguém que transforma e é transformado nas relações produzidas em uma determinada cultura"[13] (p. 93).

Segundo Gauthier e Tardif[7], o termo construtivismo é mais recente que interacionismo e suas origens podem ser encontradas na matemática e, posteriormente, na filosofia e nas artes. No século XIX, matemáticos apontaram a origem dos números como uma construção humana. Nas artes, representou um movimento do início do século XX até meados de 1920, com repercussões na escultura, arquitetura, artes plásticas, dança e fotografia, buscando uma ruptura com a tradição da arte clássica e acadêmica por meio da integração entre teoria-prática, da interdisciplinaridade e do diálogo com as mudanças na vida social expressas por meio da utilização e articulação de diversos materiais de modo abstrato e geométrico[15].

Com relação ao fenômeno da aprendizagem, o construtivismo foi definido por Jean Piaget (1896-1980) como uma teoria baseada na atividade mental construtiva, que atua na realidade e que, ao mesmo tempo, depende e transforma esquemas prévios de ação e representativos dessa mesma realidade[16-17]. Para Salvador[18], as possibilidades e limitações da teoria genética de Piaget para explicar o fenômeno da aprendizagem fomentaram que o construtivismo na educação fosse ampliado por outras concepções.

Assim, as teorias do processamento humano de informações, aportadas pelas ciências cognitivas, a aprendizagem significativa de David P. Ausubel (1918-2008), os componentes afetivo, motivacional e relacional da aprendizagem e a teoria sociocultural de Lev S. Vygotsky (1896-1934) ampliaram a concepção construtivista e a ideia de que "nada, a rigor, está pronto, acabado, e de que, especificamente, o conhecimento não é dado, em nenhuma instância, como algo terminado"[19]. Considerando esses aportes, o construtivismo na educação passou a entender a aprendizagem como mudança nos esquemas de interpretação da realidade, que ocorre por meio da construção de significados na interação entre o "sujeito" e o "objeto". Nessa perspectiva, o ensino, por sua vez, passou a representar as práticas de mediação dessa interação, por meio da atuação da escola, professores, colegas e recursos educacionais, que apoiam esse processo em movimentos de reprodução e de transformação da cultura[18].

Os avanços na concepção sociointeracionista

Uma síntese com as principais e mais recentes descobertas em relação ao processo de aprendizagem pode ser encontrada na edição ampliada do livro sobre como as pessoas aprendem[20], na qual estão compilados e comentados os avanços encontrados nas investigações sobre cérebro, mente, experiência e escola, com destaque para os papéis dos saberes prévios, do contexto, da emoção e das estratégias para aprender.

A articulação dos novos saberes aos conhecimentos prévios é a base da teoria da aprendizagem significativa de Ausubel et al.[21], corroborada por Ericksen[22], ao destacar que os estudantes se importam e se lembram daquilo que entendem e que se mostra útil para suas vidas. Na teoria ausubeliana, aquilo que o educando já sabe é o fator isolado mais influente na aprendizagem[23]. Os novos saberes são construídos com base nos elementos existentes na estrutura cognitiva das pessoas e naquilo em que elas acreditam. Nesse sentido, explorar, ao invés de ignorar os conhecimentos prévios dos educandos produz um importante impacto na aprendizagem, especialmente na ressignificação de crenças[24].

A contextualização dos conteúdos, por sua vez, tem origem no movimento da escola nova e destaca a necessidade de aproximação do ensino ao mundo real. Diferentemente da aprendizagem baseada em temáticas, apresentadas de modo abstrato e desarticulado em disciplinas, os contextos trazem por meio de suas representações socioculturais as problemáticas que possibilitam a construção de significados, ao mesmo tempo individuais e sociais, que fundamentam nossa intervenção no mundo[4,25-26].

Embora haja o reconhecimento do caráter absolutamente individual e interno da aprendizagem, que se traduz pela atribuição de sentido e construção de novos significados em relação aos conteúdos escolares pelo sujeito, esse processo é imerso num contexto cultural que conta com o suporte, apoio e influência de outros. Para Vygostsky[27], a influência educativa do contexto pode originar uma zona de desenvolvimento proximal que representa a diferença entre aquilo que o educando alcança sozinho e o que pode alcançar com o apoio de outros.

Com relação ao papel das emoções na aprendizagem, cabe destacarmos que essas são um fenômeno biológico e inerente ao reino animal. Para os seres humanos, emoção é indissociável da razão. Segundo Maturana[28] (p.16), as emoções são "disposições corporais dinâmicas (....) que traduzem nossos desejos, intenções e preferências" e, por meio da racionalidade, construímos os argumentos que justificam ou negam esses desejos, intenções e preferências.

Ao contemplarmos as emoções no processo de aprendizagem, considerando cada um como um sujeito legítimo para sentir, pensar e perguntar, construímos, na interação, um espaço para "poder ser" e um ambiente de tolerância à diversidade de ideias e valores. O exercício da escuta, sem pré-conceitos, e o entendimento das emoções que subjazem às racionalidades tendem a gerar uma atitude favorável para a aprendizagem. Ambos devem estar orientados ao estímulo da autorreflexão e à ampliação da consciência crítica em relação à nossa conduta ética.

No tocante às estratégias de aprendizagem, a criação de padrões de informação, por meio da organização do conhecimento em agrupamentos afins, torna mais eficiente a recuperação e a combinação de conteúdos. Esses padrões, estudados pelas ciências cognitivas, favorecem a articulação entre saberes prévios e novos, ampliando a chance de aprender. O estabelecimento de padrões ocorre pela identificação e categorização das informações, segundo as condições e o contexto onde são observadas. Segundo Bransford et al.[20], especialistas organizam o conhecimento em torno de princípios-chave para a resolução de problemas enquanto principiantes o fazem de modo sequencial, baseado na memorização. O modo como os especialistas operam representa uma estratégia de aprendizagem mais potente e que também pode ser aprendida, uma vez que organiza as informações segundo uma hierarquia conceitual do mais geral para o mais especifico, que favorece sua ativação e aplicação, quando necessário[29].

De modo complementar, a metacognição, como uma estratégia de avaliação da aprendizagem, permite a identificação de facilidades e dificuldades no processo de aprender, favorecendo a produção de ajustes orientados à melhoria no acesso e compartilhamento de informações e na análise, organização e mobilização do conhecimento[30]. Refere-se à capacidade de analisar e prever o próprio desempenho, monitorando seu grau de domínio e de compreensão[31]. Implica a criação de sentido, a autoavaliação e a autorreflexão sobre a aprendizagem, de modo a que cada educando possa assumir, ativamente e criticamente, o controle desse processo.

Considerando essas novas evidências em relação à aprendizagem, cabe aos professores refletirem sobre suas práticas educacionais, problematizando seus próprios valores e crenças, no sentido de construirmos uma nova síntese sobre o papel da educação nas sociedades contemporâneas.

Articulando educação e o papel das escolas nas sociedades

Ao refletir sobre o cenário enfrentado pelas sociedades contemporâneas, Hobsbawn[32] (p.152) em seu livro Era dos Extremos, aponta que "as forças históricas que moldaram o século XX continuam a operar", afirmando:

"Vivemos num mundo conquistado, desenraizado e transformado pelo titânico processo econômico e tecnocientífico (....) que dominou os dois ou três últimos séculos. As forças geradas pela economia tecnocientífica são agora suficientemente grandes para destruir o meio ambiente e as fundações materiais da vida humana. Se a humanidade quer ter um futuro reconhecível (....) precisa buscar alternativas para mudanças na sociedade".

Paralelamente a essa reflexão, Bauman[33] emprega o conceito de modernidade líquida para explicar uma relevante parte da instabilidade, incerteza e fragilidade das relações que vivenciamos pela tendência à desregulamentação e à perda de referenciais. Esse autor destaca a substituição da ideia de solidariedade pelo individualismo e o deslocamento da noção de cidadão para a de consumidor.

Nesse contexto, os educadores e as escolas responsáveis pela formação das futuras gerações encontram-se desafiados por demandas e interesses historicamente construídos que, como vimos ao longo deste capítulo, acabam refletidos nos sistemas educacionais. Se quisermos buscar alternativas de mudanças para a sociedade também precisaremos construir mudanças nas escolas e nas nossas práticas educacionais.

Embora de importância fundamental, essas mudanças vão além de uma opção por determinadas estratégias ou métodos fundamentados pelas teorias sobre como as pessoas aprendem. Requerem um olhar para o futuro e coragem de enfrentar os desafios do presente. Segundo Snyders[34], a mesma educação necessária para capacitar aqueles que vendem sua força de trabalho pode promover uma consciência crítica e voltada à transformação da sociedade. Nesse sentido, o papel de docentes e educandos diante dessa situação complexa exige comprometimento e corresponsabilização, pois as referências do passado são insuficientes para enfrentar as transformações que, de maneira acelerada e globalizada, mudaram a base do acesso às informações e das comunicações. Precisamos refletir sobre o que queremos deixar como legado cultural às próximas gerações e nossas práticas educacionais se constituem no meio pelo qual deixaremos esse legado.

Referências

1. Kilpatrick WH. Educação para uma sociedade em transformação. Petrópolis: Vozes; 2011.
2. Freitag B. Escola, Estado e Sociedade. 6ª ed. São Paulo: Moraes; 1986.
3. Gómez AIP. Compreender o ensino na escola: modelos metodológicos de investigação educativa. In: Sacristán JG, Gómez AIP. Compreender e Transformar o Ensino. 4ª ed. Porto Alegre: Artmed; 1998. p. 99-117.
4. Freire P. Educação como Prática de Liberdade. 22ª ed. Rio de Janeiro: Paz e Terra; 1996.
5. Jaeger W. Paidéia. A Formação do Homem Grego. São Paulo: Martins Fontes; 2003.
6. Gadotti M. História das Ideias Pedagógicas. 6ª ed. São Paulo: Ática; 1998.
7. Gauthier C, Tardif M. A Pedagogia: Teorias e Prática da Antiguidade aos Nossos Dias. Petrópolis, RJ: Vozes; 2010.
8. Roll E. História das Doutrinas Econômicas. São Paulo: Companhia Editorial Nacional; 1977.
9. Thompson EP. Education and experience. Ledds: Ledds University Press; 1968.
10. Libâneo JC. Democratização da Escola Pública: a Pedagogia Crítico-social dos Conteúdos. São Paulo: Loyola; 1998.
11. Becker F. Educação e Construção do Conhecimento. 2a ed. Porto Alegre: Penso; 2012.
12. Matui J. Construtivismo: Teoria Construtivista Sócio-histórica Aplicada ao Ensino. São Paulo: Moderna; 1995.
13. Rego TC. Vygotsky: uma Perspectiva Histórico-cultural da Educação. Rio de Janeiro: Vozes; 1995.
14. Meirieu P. Aprender...sim, mas como? 7ª ed. Porto Alegre: Artes Médicas; 1998.
15. Martins LR. O debate entre construtivismo e produtivismo, segundo Nikolay Tarabukin. ARS 2003;1(2):57-71.
16. Piaget J. Aprendizagem e conhecimento. Rio de Janeiro: Freitas Bastos; 1975.
17. La Taille Y, Oliveira MK, Dantas H. Piaget; Vygotsky; Wallon: teorias psicogenéticas em discussão. São Paulo: Summus; 1992.
18. Salvador CC. Psicologia do Ensino. Porto Alegre: Artes Médicas Sul; 2000.
19. Becker F. O que é Construtivismo. Ideias. São Paulo: FDE; 1993. p.87-93.
20. Bransford JD, Brown AL, Cocking RR (org.). Como as Pessoas Aprendem: Cérebro, Mente, Experiência e escolar. Editora Senac: São Paulo; 2007.
21. Ausubel D, Novak JD, Hanesian H. Psicologia Educacional. Rio de Janeiro: Interamericana; 1980.
22. Ericksen SC. The Essence of Good Teaching. San Francisco: Jossey-Bass; 1984.
23. Novak JD, Gowin DB. Learning How to Learn. Cambridge: Cambridge University Press; 1984.
24. White BY, Fredrickson JR. The tinker tools Inquiry Project. Making scientific inquiry accessible to students. Princeton: Center for Performance Assessment, Educational Testing Service; 1997.
25. Brown JS, Collins A, Duguid P. Situated cognition and the culture of learning. Educational Researcher 1989; 18(1):32-42.
26. Coll C. Psicologia e Currículo: uma Aproximação Psicopedagógica à Elaboração do Currículo Escolar. 5ª ed. São Paulo: Editora Ática; 2000.
27. Vygotsky LS. A Formação Social da Mente: o Desenvolvimento dos Processos Psicológicos Superiores. 6ª ed. São Paulo: Martins Fontes; 1998.

28. Maturana H. Emoções e Linguagem na Educação e na Política. Belo Horizonte: Editora UFMG; 2005.
29. Moreira MM, Masini EFS. Aprendizagem Significativa: a Teoria de David Ausubel. São Paulo: Centauro; 2001.
30. Simon HA, Newell A. Human problem solving: the state of the theory in 1970. American Psychologist 1971; 26(2):145-59.
31. Flavell JH. Metacognotion and cognitive monitoring: a new area of cognitive-development inquiry. American Psychologist 1979; 34(10):906-11.
32. Hobsbaum E. A Era dos Extremos. O Breve Século XX. São Paulo: Companhia das Letras; 1995.
33. Bauman Z. Modernidade Líquida. Rio de Janeiro: Jorge Zahar; 2001
34. Snyders G. Escola, Classe e Luta de Classes. São Paulo: Centauro; 2005.

Capítulo 3

Formação orientada por competência

Eliana Claudia de Otero Ribeiro
Valéria Vernaschi Lima
Roberto de Queiroz Padilha

Numa trajetória fundamentalmente ocorrida no século XX, mudanças no contexto do mundo do trabalho deslocaram a noção de qualificação profissional para um modelo de competência. Tais mudanças, ancoradas em novas organizações laborais, foram decorrentes, em grande parte, do processo de globalização da economia e de culturas, no qual o avanço tecnológico tornou o trabalho mais intelectualizado, complexo, autônomo e coletivo[1].

Para refletirmos sobre as transformações decorrentes da formação orientada por competência, faz-se necessário explicitarmos as bases que fundamentam e diferenciam distintas concepções de competência. A origem da noção de competência está imbricada em questões relativas ao trabalho e à educação que justificam o debate e as teses polarizadas entre concepções atomísticas e holísticas[2].

Concepções de competência: origens nos mundos do trabalho e da educação

A noção de qualificação dominou boa parte da formação profissional no século XX. Fundamentada pelo modelo taylorista, assentava-se sobre a concepção de processo de trabalho como sequência de tarefas específicas, buscando assegurar que cada trabalhador fosse qualificado para desempenhar aquelas sob sua responsabilidade. O foco da aprendizagem foi colocado na aquisição de conhecimentos por meio da repetição de padrões e da criação de hábitos, voltados à adaptação dos profissionais ao mercado de trabalho, em um momento de industrialização acelerada nas sociedades capitalistas.

A organização curricular que serviu de base para essa concepção segue, em sua estrutura interna, uma lógica teórico-dedutiva: parte-se de premissas científicas, de modo teórico e abstrato, para depois enfocar situações concretas, estabelecendo assim uma relação de antecedência da teoria em relação à prática. A transmissão de conhecimentos científicos que conformam a sólida base que sustenta a prática futura não comporta, sob essa lógica, contexto nem subjetividade e o enfrentamento de problemas concretos é postergado para assegurar previamente o domínio do saber que sustenta a sua solução[3].

Segundo essa concepção, a aprendizagem é entendida como um processo de acumulação de informações advindas daqueles que as dominam e que, por isso, detêm o poder de definir o quê, quando e quanto de conhecimento deve ser transmitido. Esse modelo, baseado na pedagogia tradicional, utiliza um conjunto de conteúdos expressos em temáticas de diferentes disciplinas. Esses conteúdos são transmitidos segundo uma sequência e períodos estabelecidos, conforme o peso e legitimidade que ocupam na formação profissional. A aprovação nas diferentes disciplinas, usualmente realizada por meio da avaliação cognitiva, representa o caminho para a certificação em diferentes estágios da formação profissional.

Ainda sob influência do modelo taylorista, o desenvolvimento da pedagogia tecnicista trouxe novos processos de racionalização dos procedimentos pedagógicos e de gestão acadêmica com repercussões nos esquemas de desenho e desenvolvimento curricular. Em vez de listas de conteúdos por disciplina, a formação passou a ser orientada por objetivos de aprendizagem. Os objetivos deveriam estar claramente explicitados e sua formulação ser precisa e inequívoca para que se pudesse observar, objetivamente, seu alcance. O foco da aprendizagem foi colocado no mensurável, não se admitindo ambiguidade nem a interferência de critérios subjetivos de valor. Segundo Sacristán[4] (p.10 e 12), "o experimentalismo de base positivista [é] a justificativa metodológica do paradigma, acentuando o valor do observável e do quantificável como requisito de cientificidade".

O processo educacional continuou a ser representado pela soma de objetivos fragmentados e sequenciados, concebendo-se o propósito final a ser alcançado na formação como um produto cumulativo do alcance de objetivos instrucionais específicos[4]. Ao conferir ao processo de planejamento uma dimensão essencialmente técnica, assegurada por sua inquestionável cientificidade, a orientação por objetivos supõe uma neutralidade que exclui até o sujeito docente de sua própria ação.

O deslocamento da noção de qualificação para modelos orientados por competência buscou responder às novas demandas do mundo do trabalho, que requeriam maior flexibilidade na formação profissional e uma ampliação das capacidades dos trabalhadores, para além daquelas relativas a cada comportamento específico. Na concepção de competência, a posse de conhecimentos, representada pela obtenção de um "diploma", deixou de ser condição única e suficiente para a ocupação de um posto de trabalho, rompendo o pilar da noção de qualificação. O foco passou a ser colocado nos processos mentais e na utilização de símbolos que permitem ao sujeito adaptar-se e modificar o ambiente, com destaque para a resolução de problemas e o enfrentamento de imprevistos na situação de trabalho[5]. Essa concepção favoreceu a valorização de diferentes dimensões e domínios no perfil de competência, ajustados aos diferentes contextos trazidos pelo mundo do trabalho. Essa perspectiva foi traduzida, segundo a nomenclatura sugerida por Hager e Gonczi[6], nas concepções atomística e holística de competência.

Concepção atomística de competência

A concepção atomística de competência, definida como um conjunto de capacidades dos domínios cognitivos, afetivos e psicomotores -conhecida pela sigla CHA- foi explicitamente associada à definição de objetivos instrucionais. Embora o reconhecimento das dimensões subjetiva e social tenha ampliado a noção de qualificação, ao invés de uma articulação entre domínios, essa abordagem tratou as capacidades de modo igualmente fragmentado, com a expectativa de que, quando necessários, seriam colocados em ação de modo integrado.

Ramos[7] apresenta uma síntese do percurso da pedagogia que expressou essa concepção atomística de competência alicerçada nos objetivos comportamentais, para os quais a noção de comportamento não se distingue dos mecanismos de sua instalação, isto é, o comportamento passou a ser identificado com o próprio domínio do saber que o estrutura. O papel desempenhado pela aprendizagem pelo domínio de capacidades associou os objetivos comportamentais das áreas cognitiva, afetiva e psicomotora à explicitação dos meios e métodos pelos quais são modificados[8].

Mager[9] utilizou a noção de *performance* para caracterizar o objetivo de ensino a ser alcançado no formato das ações efetivamente manifestas, acrescentando as condições nas quais o comportamento deve acontecer e os critérios de aceitabilidade deste. Assim, um objetivo útil deveria ser definido por aquilo que o estudante é capaz de realizar, pela explicitação das condições nas quais se deve realizar o comportamento e pela definição do nível de *performance* considerado aceitável.

Assim, a concepção denominada atomística de competência, embora reconheça seus elementos constitutivos e o papel do contexto no seu desenvolvimento, coloca ênfase ora nas capacidades ora nos comportamentos, considerados traduções das tarefas de uma determinada atuação profissional. Ambas encontraram na abordagem positivista da psicologia aplicada à educação uma sólida fundamentação para a organização curricular. Essas tendências tornaram-se hegemônicas durante boa parte do século XX, sendo fundamentadas por uma expressiva produção de trabalhos acadêmicos que, embora considerem a competência como uma combinação de capacidades, trabalham o desenvolvimento das capacidades de modo fragmentado, aproximando-se da orientação de currículos por objetivos[10].

Nesse sentido, Perrenoud[11] afirma que o uso mais corrente da noção de competência foi atrelado à formação por objetivos vinculados às capacidades pretendidas, uma vez que, frequentemente, usa-se competência para expressar objetivos de ensino em termos de condutas e práticas observáveis, por meio do acréscimo da expressão "ser capaz de" a uma ação, sem focalizar a necessária articulação de capacidades e sua mobilização frente às situações complexas. Afirma, ainda, a esse respeito que:

> "[...] a assimilação de uma competência a um simples objetivo de aprendizado confunde as coisas e sugere, erradamente, que cada aquisição escolar verificável é uma competência"[11] (p.18).

Concepção holística de competência

Nas últimas décadas do século XX, observa-se a emergência de concepções holísticas de competência, por meio das quais foi resgatada a relevância de uma abordagem integradora dos distintos elementos que a constituem. Essa abordagem buscou responder aos desafios trazidos pelo novo contexto do trabalho, ressignificando valores e atitudes como flexibilidade, criatividade, trabalho em equipe, envolvimento, ética e responsabilidade social[7].

Fraser e Greenhalgh[8] defendem que os processos educativos deveriam assegurar, além do desenvolvimento de conhecimentos, habilidades e atitudes, processos e ambientes que permitissem aos indivíduos o desenvolvimento sustentável de capacidades para lidar com organizações e contextos em constante transformação. As autoras distinguem, assim, a competência em sua vertente comportamentalista, que representa a soma de atributos expressos na ação, da noção de *capability* que representaria a capacidade de adaptar-se às mudanças, de gerar novos conhecimentos e de continuar o processo permanente de desenvolvimento do desempenho profissional.

Esses movimentos expressam, de alguma maneira, o reconhecimento de que a abordagem atomística, ainda que prevaleça como hegemônica no campo da educação, está sendo revisitada no sentido de uma maior integração entre os elementos constitutivos da competência.

O desenvolvimento da competência, no sentido holístico, requer uma avaliação crítica e rigorosa dos pressupostos que, historicamente, legitimaram a (i) fragmentação dos comportamentos e condutas complexas em micro atividades discretas e habilidades que podem se reproduzir com independência do contexto e (ii) a concepção mecanicista e linear das relações entre estímulo e resposta, entre ganho de habilidades e sua justaposição para a formação de comportamentos complexos[7].

As concepções mais integradoras de competência consideram a complexidade de seus elementos constitutivos e as relações entre padrões científicos, singularidades da situação de trabalho e valores dos sujeitos envolvidos na própria ação[9]. Além disso, buscam relacionar as capacidades dos domínios afetivo, cognitivo e psicomotor, consideradas inerentes a qualquer ação dos homens no mundo. Para essas concepções, somente a aprendizagem articulada dos domínios e demais elementos constitutivos da competência garantiria uma aprendizagem significativa e capaz de ser transferida para outras situações familiares ou não.

Essa perspectiva ilumina o enfoque holístico de competência, na medida em que favorece a compreensão de como integra as demandas externas (normas, regras social e historicamente legitimadas) com a gama de capacidades e atributos individuais de cada sujeito (afetos, saberes tácitos e explícitos, valores e habilidades), com a especificidade de cada contexto, cenário e singularidades das tarefas que lhe são socialmente atribuídas em uma profissão. Conceber a competência dessa forma implica arguir, em consequência, a possibilidade de avaliar o desempenho profissional sem incluir, necessariamente, as dimensões de contexto e do trabalho, da ação intencionada e movida por determinados princípios e valores.

Impõe-se, assim, uma ruptura do modelo em que o todo era entendido como a soma das partes, assumindo outro, que pressupõe que o todo está em cada parte, isto é, que as tarefas de responsabilidade profissional e as capacidades implicadas no perfil de competência para desenvolvê-las com excelência são orientadoras das práticas educativas ao longo de toda a formação, em diferentes cenários e contextos. Segundo Gómez[10] (p.80):

> "Em definitivo, este modelo afirma [...] que o comportamento humano competente em contextos complexos, cambiantes, abertos e incertos há de ser necessariamente reflexivo, incluirá habilidades mecânicas e rotinas repetitivas, mas sempre sob a direção de uma mente reflexiva que diz quando, onde e como utilizar tais rotinas porque são adequadas a seu modo de entender as peculiaridades da situação, problema ou contexto (aprendizagem estratégica, pensamento ou sabedoria prática)".

Currículos orientados por objetivos e por competência

Segundo Frenk et al.[12], a diferença entre currículos orientados por objetivos e por competência, na vertente que explicita os resultados educacionais vinculados a um perfil, pode ser graficamente expressa como apresentado na Figura 3.1.

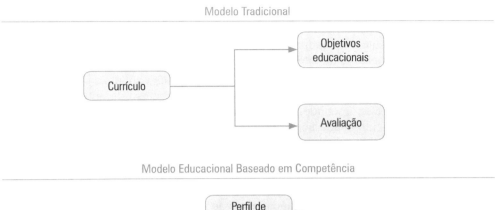

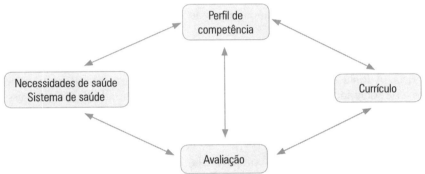

Figura 3.1 – Esquemas representativos de currículos tradicionais e orientados por competência.
Fonte: Traduzido e adaptado de Frenk et al.[12]

Ao compararmos os dois esquemas da Figura 3.1, observamos diferenças no lugar ocupado pelo currículo em relação aos objetivos educacionais e ao perfil de competência.

No modelo tradicional, o currículo se expressa pelos objetivos, devendo ser suficientemente precisos para estabelecer o desenho e sequência das atividades, a seleção dos materiais e a avaliação da ação pedagógica. Há necessidade de um domínio específico dos referenciais para a elaboração dos objetivos para que esses expressem as mudanças pretendidas na conduta dos estudantes e, portanto, indiquem "tanto a espécie de comportamento a ser desenvolvida no estudante, como o conteúdo ou área de vida em que deve operar esse comportamento"[13] (p.46).

De maneira geral, currículos orientados por objetivos respondem a um modelo pedagógico tecnicista e a uma forma de organizar e desenvolver as atividades educacionais cuja diretriz predominante gira em torno de um caráter técnico-normativo, que busca uma "neutralidade", com base na objetividade e na racionalização[14].

Partindo de um conjunto de conteúdos previamente selecionados, essa orientação focaliza os comportamentos desejados para os estudantes, colocando ênfase nas capacidades ou tarefas pretendidas para definir estratégias, métodos, recursos e o processo avaliativo. A seleção dos conteúdos não ocupa o foco central dessa análise, sendo deslocada para a técnica de formulação dos objetivos. Assim, o domínio das taxonomias para a formulação dos objetivos torna-se um elemento essencial na estruturação das atividades curriculares e na avaliação. Nessa perspectiva, a taxonomia dos objetivos ocupa o lugar de principal ferramenta utilizada para a definição dos meios e a "garantia" de eficiência no alcance dos resultados, traduzidos em condutas, capacidades ou tarefas isoladas a serem alcançadas pelos estudantes[4].

Para além desses elementos, Sacristán[4] (p.159) também aponta a dificuldade de se observar nesse modelo os significados construídos no processo de aprendizagem, pois sob essa concepção se "esconde, em sua assepsia, uma linguagem técnica que confere uma imagem de neutralidade ao experto que a utiliza". Segundo o autor, esta foi uma das razões pelas quais a psicologia científica preteriu a utilização de conceitos mais integrados – que implicariam a abordagem não fragmentada do sujeito e contextualizada do processo de aprendizagem –, adotando a observação de comportamentos e, posteriormente, de capacidades e/ou tarefas. Segundo ele, para utilizarmos o conceito de "ação" seria necessário tratar do sujeito e não apenas de suas condutas, capacidades ou tarefas isoladas, desprovidas de intenções.

Reconhecendo as limitações apresentadas pelos modelos tradicionais de currículo, há, inequivocamente, um movimento crescente de adesão à formação orientada por competência. A ideia força de que a formação deve dar resposta às necessidades de pacientes e da sociedade se contrapõe, claramente, à neutralidade dos saberes assumida pelos modelos pedagógicos tradicionais que responderam pela reconhecida dissociação entre a academia e os serviços[15]. O foco na resposta às necessidades é um elemento de convergência entre as diferentes abordagens da formação orientada por competência.

Nos currículos orientados por competência, Frank et al.[16] colocam a competência como uma modalidade de *"Outcome based education"* na qual o perfil final de competência orienta, de modo articulado, todas as decisões pertinentes ao currículo. Esses autores investigaram distintas propostas de orientação curricular e destacam que a pedagogia focada em objetivos, diferentemente da orientada por competência, volta-se aos processos instrucionais, independentemente do produto final do programa a ser alcançado.

Ao deslocarmos o foco do processo educacional para a construção de competência, segundo sua concepção holística, emerge a necessidade de um deslocamento da noção de comportamento para a de ação dos sujeitos. É na "ação" ou na proposta de ação dos sujeitos envolvidos que conseguimos explorar combinações de capacidades, num dado contexto, à luz de critérios de excelência estabelecidos pelo desenvolvimento científico e cultural de uma determinada sociedade. A análise das combinações de capacidades e dos padrões de resposta frente aos problemas e desafios da realidade (autêntica ou simulada) passa a ser a base para o desenvolvimento de competência. Somente na ação ou nas propostas de ações podemos observar e explorar a combinação de capacidades de modo contextualizado.

Fraser e Greenhalgh[8], ao trabalharem com a noção de *"capability"* como metacapacidade abstrata de mobilizar atributos de natureza diversa (conhecimentos, habilidades e atitudes) diante de problemas do trabalho que uma dada profissão enfrenta em diferentes contextos. Defendem que a competência somente pode ser inferida situacionalmente por meio da observação do desempenho, num contexto singular, articulando ação e atributos mobilizados. Segundo Carracio e Englander[17], *"capability"* não pode ser ensinada ou assimilada passivamente: é desenvolvida, apenas e quando, os indivíduos enfrentam de forma significativa problemas diversos em contextos não familiares e incertos. A capacidade de lidar com a singularidade de cada contexto exige o desenvolvimento e aplicação de saberes que não são antecipáveis e que ganham sentido em ato, pelo estabelecimento de conexões entre experiências pregressas e os novos conhecimentos acessados. O desenvolvimento dessas capacidades requer, necessariamente, foco no processo, no qual os estudantes devem ser acompanhados em sua aprendizagem, recebendo *feedback* e apoio para construírem seus planos de aprendizagem em resposta às necessidades identificadas, por meio da avaliação do impacto de suas ações no contexto em que são desenvolvidas. Objetivos e conteúdos rígidos e pré-determinados são substituídos por processos não lineares de base construtivista em experiências constitutivas de uma prática profissional reflexiva. Resgata-se, assim, a necessária coerência entre intenção e gesto, entre processo e resultado das práticas de formação e do cuidar em saúde.

Para Carracio e Englander[18], as dificuldades encontradas para fazer prevalecer o referencial de competências no campo da saúde, sobretudo nas duas últimas décadas, relacionam-se, parcialmente, à resistência das instituições formadoras em promover mudanças e às dificuldades dos docentes em colocar em prática as novas exigências das organizações responsáveis pela certificação e regulação do exercício profissional. Tais dificuldades são atribuídas, principalmente, aos ruídos trazidos pela polissemia que caracteriza o debate ao redor do tema, à diversidade de demandas de diferentes agências envolvidas na regulação da formação em nível e graduação e pós-graduação, bem como à distância percebida entre os requerimentos de avaliação de atributos e a vivência cotidiana dos docentes em sua prática de ensino. Segundo esses autores:

> "os maiores desafios aparecem quando ocorre uma desconstrução do perfil, desagregando-o em muitos elementos em detalhe que inviabilizam a apreensão do que seja um bom médico... a batalha para desenvolver ferramentas que avaliem de forma adequada construtos complexos, cada qual representando a integração de conhecimentos, habilidades e atitudes, resultou numa abordagem reducionista, empregando *check-lists* de desempenhos..... que não alcançam avaliar se o treinando é capaz de integrar os comportamentos necessários para cuidar o paciente de forma segura e efetiva"[18] (p. 70).

Destacamos, aqui, exatamente, a recorrência do modelo de objetivos comportamentais fragmentados que a ideia de formação orientada por competência buscava originalmente romper. A visão comportamentalista de competência desnuda a força dos modelos que ainda são valorizados por muitas instituições formadoras no mundo e, ao mesmo tempo, realça os desafios colocados para a mudança dos processos formativos. As práticas de avaliação desnudam por excelência a persistência dos modelos atomísticos de competência.

É nesse contexto que ten Cate[19] introduziu o conceito de *"Entrustable Professional Activities"* – EPA para definir as atividades de trabalho rotineiras que definem uma profissão, cuja execução em diferentes graus de exigência de supervisão permite afiançar um nível de autonomia na prática profissional efetiva. Para Englander e Carracio[20] o conceito proposto ganhou reconhecimento no mundo por seu sentido prático, pois apresenta maior "validade de face", aludindo ao reconhecimento pelos docentes de que elas de fato medem o que deveriam medir, associado à confiança que oferece aos educandos pelo grau de supervisão e acompanhamento que imprimem. Em outras palavras, as EPA introduziram na avaliação de competência as ações/atividades próprias do exercício da medicina, com as quais os médicos professores se identificam muito mais do que com avaliações fragmentadas de atributos cognitivos, psicomotores e afetivos que se distanciam do que realmente acontece no cotidiano da prática clínica. Nas palavras de ten Cate[21], as EPA expressam *"The stuff we do!*[a]*"*, estabelecendo claramente a ligação entre as tarefas próprias do exercício profissional e as capacidades explicitadas no que denomina de modelo analítico. Como exemplo desse tipo de modelo, utilizou as 433 capacidades relacionadas aos domínios propostos pelo CanMeds[22], mostrando que elas são subjacentes e necessárias ao desenvolvimento de ações explicitadas nos modelos sintético/holístico, mas acessadas de forma fragmentada, não asseguram a inferência sobre competência. Ainda como expressão dessa necessária articulação, este autor concluiu que, segundo o modelo holístico, as decisões sobre *"entrustment"* requerem mais do que as capacidades observadas, enquanto no modelo analítico as capacidades acabam sendo inferidas por meio da observação das EPA. Em outras palavras, parece sugerir que o modelo de EPA reconciliaria as visões holística e analítica de competência[19].

Uma abordagem dialógica do referencial holístico de competência

No campo teórico-filosófico, o diálogo implica investigação e reflexão dos saberes prévios, sistemas explicativos, valores e interesses dos diferentes atores envolvidos nos processos profissionais, no sentido de revelarmos a multiplicidade de significados construídos pelos sujeitos, frente aos desafios ou problemas da realidade[23-24].

Na abordagem dialógica, não há subordinação entre os distintos elementos constitutivos da competência. A articulação entre esses diferentes elementos expressa a relação recursiva e complementar entre, por exemplo: disciplina-interdisciplinaridade; objetividade-subjetividade; ciência-arte; formação-trabalho; profissional-paciente; indivíduo-coletivo; saúde-doença. Essas complementaridades retratam a base histórico-social da produção da cultura nas sociedades e devem ser consideradas na construção de perfis de competência e na orientação da formação orientada por competência.

O referencial dialógico favorece tanto a construção de perfis de competência que articulam diferentes visões sobre o que deve ser considerado como uma prática competente, num dado momento histórico-social, como a articulação dos elementos constitutivos da competência por meio da exploração das capacidades e significados utilizados numa determinada "ação". O reconhecimento dos elementos históricos, sociais e subjetivos que circunscrevem as práticas requer a inclusão das dimensões contextual e de construção de significados envolvidos no processo de aprendizagem e, consequentemente, no desenvolvimento de competência[25].

A base de um currículo orientado pela concepção holística e abordagem dialógica de competência requereria: o reconhecimento da história e repertório das pessoas e da sociedade em seus processos de reprodução e de transformação da realidade; a identificação de intencionalidades, valores e interesses dos atores envolvidos; e o desenvolvimento articulado e reflexivo de capacidades para a construção contextualizada de ações quer no sentido da reprodução ou da transformação de uma dada realidade[2,25].

---

[a] "As coisas que fazemos!" – tradução livre.

A consideração da base histórico-social e a utilização de estratégias e métodos que instituam o diálogo entre os sujeitos envolvidos na prática educacional confere, por si, um novo significado ao processo de desenvolvimento de competência, por meio do reconhecimento da legitimidade de cada um em função de sua trajetória, ao mesmo tempo singular e social, e da possibilidade transformadora e criativa desses sujeitos, a partir do processo de aprendizagem[2].

O diálogo reflexivo sobre as capacidades mobilizadas frente a uma dada situação e aquelas requeridas no sentido de uma melhor prática, à luz de um perfil de competência estabelecido, passa, necessariamente, pela análise contextualizada e articulada de diferentes perspectivas envolvidas no processo de formação.

A formação profissional orientada por competência

O planejamento do currículo orientado por competência para profissionais da saúde, segundo um referencial holístico e uma abordagem dialógica, deve favorecer experiências de aprendizagem por meio de atribuição clara de responsabilidades em vivências diversas e reflexivas, em cenários simulados e autênticos, ao longo de todo o curso, movidas pela intencionalidade de promover o desenvolvimento articulado de capacidades requeridas para o desenvolvimento das ações que caracterizam e legitimam socialmente uma dada carreira, com graus crescentes de autonomia na prática.

Sob essa perspectiva, a prática educativa passa ser considerada como uma ação intencionada, na qual o sujeito, entendido em sua relação com a estrutura social, tem um papel como agente. A definição recupera um sentido preciso e genuíno da educação como ação de pessoas, entre pessoas e sobre pessoas, reconhecendo que parte do que acontece no mundo educativo deve-se aos agentes que dão vida, por meio de suas ações, às práticas sociais que acontecem nos sistemas educativos e de cuidado à saúde.

Para Burch[26] é essencial reconhecer que as "melhores práticas" só ganham sentido quando compreendidas em contextos autênticos, já que respondem a limites e necessidades que são contexto-específicas. Essa ideia distancia-se de uma concepção acadêmica e asséptica de excelência, livre de limitações e que desconsidera as necessidades singulares envolvidas. Incluir tais dimensões implica reconhecer o grau de incerteza e de imprevisibilidade envolvidos na ação e a importância de favorecer a vivência dos estudantes em cenários profissionais diversos e autênticos, desde o início da formação profissional, ao invés de reservar o componente prático para estágios no final da formação.

A resignificação do componente prático nos currículos traz para o planejamento educacional da formação orientada por competência o reconhecimento da dimensão desestruturada da ação educacional, que se contrapõe à ideia de objetivos pré-definidos e controlados em cada atividade, a serem igualmente alcançados por todos e cada um.

Nesse sentido, o planejamento de atividades de visita domiciliária, por exemplo, deveria supor um grau de imprevisibilidade de cada encontro, em cada casa, de cada grupo de estudantes e de seu preceptor que se abrem para a identificação de necessidades singulares de pessoas e famílias. Paralelamente, também consideraria as dimensões subjetivas e sociais de cada estudante e do grupo de estudantes ao enfrentarem uma situação específica e reconhecerem limites e possibilidades colocados para a ação individual e do grupo, nos respectivos contextos.

Esse grau de imprevisibilidade requer o desafio da reflexão e da apreciação crítica de uma determinada situação, por meio de uma abordagem dialógica que implica na análise de diferentes ângulos, perspectivas, valores e interesses envolvidos num determinado fenômeno, que se revelam no encontro das pessoas com os profissionais de saúde[2].

Desde a perspectiva da aprendizagem significativa[27], podemos acrescentar que a mobilização de capacidades para o enfrentamento de situações diversas se dá por meio dos significados construídos na experiência do sujeito e esse significado se vincula ao contexto em que foi originalmente construído. É por meio da vivência reflexiva no enfrentamento de uma variedade de situações-problema em contextos diversos e da recursividade de aprendizagens em cenários singulares que se amplia a possibilidade e a velocidade de agenciamento, pelo sujeito, de capacidades para ação.

Gómez[10] diz que a mobilização consciente dos significados pela reflexão é uma das principais vias de construção de novos significados na medida em que requer um movimento de introspecção, de voltar-se sobre si próprio para identificar e precisar o alcance e repercussão dos seus modos de pensar, sentir e atuar, recuperando situações, contextos, impressões, sentimentos, lacunas, expectativas, contradições, carências. Isso implica reconhecer que não há possibilidade de realizar uma tal reflexão, em que as dimensões subjetivas e de construção de significado estejam presentes, sem o que o sujeito esteja implicado nos contextos, situações e experiências de aprendizagem. É a qualidade dessa reflexão que confere relevância aos erros e fracassos nos processos de ensino-aprendizagem e na construção de capacidades.

Desafios na avaliação de competências

Os principais desafios na avaliação de competência, segundo uma concepção holística, colocam em pauta, sobretudo, a importância de se considerar a complexidade da empreitada e de avaliar criticamente as tentativas de considerar a observação da atividade e do desempenho como métodos objetivos, seguros e garantidos de abordagem da competência. Destacamos, ademais, a relevância da discussão, do debate entre atores diversos, da utilização, experimentação e validação de diferentes metodologias no caminho de aproximação dos saberes que orientam a prática profissional. Segundo Gómez[10] (p. 82):

> "o que realmente importa são as oportunidades reais que cada pessoa tem para converter os recursos (as potencias) em formas de ser e viver em ato. Será necessário reconhecer no ensino essa diversidade subjetiva de procedimentos e formas reais de converter os recursos em formas de vida".

Ao reconhecermos os limites às práticas de avaliação e à definição das capacidades envolvidas e/ou mobilizadas, retomamos a discussão sobre contexto na abordagem da competência, assumindo, segundo Schwartz[1] (p. 5):

> "[...] é preciso dizer claramente que a questão das competências, do "agir em competência", integra o conjunto da relação entre, de uma parte, os homens e as mulheres e de outra parte seu meio, seu meio de vida, no seio do qual se encontra o meio de trabalho. É preciso saber que o conjunto dessas relações complexas está incluído na noção de competências... isso é um agir, uma forma do "agir em competência", que é totalmente especí-

fico – e que está ligada à historicização da situação, ao caráter histórico, à infiltração da história na situação de trabalho".

O caráter "observável" e objetivável do desempenho representa, nesse sentido, a ponte para apreensão pelos sujeitos da avaliação do que Schön[28] chama de "conhecimento na ação" e "conhecimento sobre a ação", conhecimentos esses que aludem ao reconhecimento do sentido e conteúdo da ação empreendida por meio da reflexão, incluindo os elementos que orientaram a tomada de decisão diante da incerteza. Destacamos, nesse sentido, o caráter reflexivo da prática avaliativa segundo a abordagem dialógica de competência, favorecendo o emprego de estratégias para a reflexão contextualizada dos saberes prévios e daqueles necessários a uma intervenção qualificada na realidade, segundo critérios socialmente pactuados[29]. É nesse exercício permanente de reelaboração dos sentidos que orientam a ação do sujeito que a avaliação favorece a construção de autonomia necessária para que os estudantes se tornem agentes de sua própria vida.

Referências

1. Lima VV. Competência: diferentes abordagens e implicações na formação de profissionais de saúde. Interface - Comunic., Saúde, Educ. 2005; 9(17):369-79.
2. Cooke M, Irby D et al. American Medical Education 100 years after Flexner Report. N Engl J Med 2006; 355:1339-1344.
3. Sacristán JG. La pedagogía por objetivos: obsesión por la eficiência. Madrid: Ediciones Morata/Novena edición; 1997.
4. Sacristán JG, Goméz AIP. Compreender e transformar o ensino. 4ª ed. Porto Alegre: Artmed; 1998.
5. Ribeiro ECO. Representações de alunos e docentes sobre as práticas de cuidado e de formação: uma avaliação de experiências de mudança em escolas médicas. Rio de Janeiro; 2003 [Dissertação de Doutorado – Universidade do Estado do Rio de Janeiro, Instituto de Medicina Social]
6. Hager P, Gonczi A. What is competence? Medical Teacher. 1996; 18(1):15-8.
7. Ramos MN. A pedagogia das competências: autonomia ou adaptação? São Paulo: Cortez; 2001.
8. Fraser SW, Greenhalgh T. Coping with complexity: educating for capability. BMJ 2001; 323: 799-803.
9. Mager RF. Preparing Objectives for Programmed Instruction. San Francisco, California: Fearon; 1962.
10. Gómez AIP. Competencias o pensamiento práctico? La construcción de los significados de representación y de acción. In: Sacristán G (comp.). Educar por competencias, qué hay de nuevo? Madrid: Ed Morata; 2008. p.59-102.
11. Perrenoud P. Construir as competências desde a escola. Porto Alegre: Art Med, 1999.
12. Frenk J, Chen L, Bhutta ZA, Cohen J, Crisp N, Evans T, Fineberg H et al. Health professionals for a new century: transforming education to strengthen health systems in an interdependent world. The Lancet 2010; 376(9756):1923-1958.
13. Tyler RW. Basic Principles of Curriculum and Instruction. Chicago: University of Chicago Press; 1969.
14. Stenhouse L. Teacher development and curriculum design; 1976. [Acesso em 14 de junho de 2017]. Disponível em: https://www.uea.ac.uk/documents/4059364/4994243/Stenhouse-1976-Teacher+Development+and+Curriculum+Design.pdf/7c8ec464-fce2-4921-bed8-141e03fe4f17

15. Kaufman A. Beyond Flexner alliance: social mission in health professions education. Educ Health 2016; 29:277-8.
16. Frank JS, Mungroo R, Ahmad MW, Rossi S, Horsley T. Toward a definition of competency-based education in medicine: a systematic review of published definitions. Medical Teacher 2010; 32: 631–637.
17. Carraccio CL, Englander R. Toward a definition of competency-based. Medical Teacher 2010; 32: 631–637.
18. Carracio CL, Englander R. From Flexner to Competencies: Reflections on a Decade and the Journey Ahead. Acad Med 2013; 88(8):1067-73.
19. Ten Cate O. Entrustability of professional activities and competency-based training. Medical Education 2005; 39(12):1176–7. [Acesso em 17 de janeiro de 2016] Disponível em http://www.departmentofmedicine.com/rounds/presentations/2014/competency_based_education.pdf
20. Englander R, Carraccio C. Theory to Practice: Making Entrustable Professional Activities Come to Life in the Context of Milestones. Academic Medicine 2014; 89(10): 1321-3.
21. Ten Cate O, Snell LS, Carraccio C. Medical competence: the interplay between individual ability and the health care environment. Medical Teacher 2010; 32(8): 669–75.
22. CanMeds 2005. [Acesso em 16 de janeiro 2016] Disponível em http://www.ub.edu/medicina_unitateducaciomedica/documentos/CanMeds.pdf
23. Morin E. Introdução ao pensamento complexo. Porto Alegre: Sulina; 2007.
24. Freire P. Pedagogia da autonomia: saberes necessários à prática educativa. São Paulo. Editora Paz e Terra; 2005.
25. Lima VV, Ribeiro ECO, Padilha RQ. Competência na Saúde. In: Siqueira ILCP e Petrolino HMBS. Modelos de desenvolvimento de profissionais no cuidado em saúde. São Paulo: Editora Atheneu; 2013.
26. Burch VC. More attention is now paid to assessment of clinical competence and on the job. In: Abdulrahman KAB, Mennin S, Harden RM, Kennedy C (editors). Routledge International Handbook of Medical Education. London: Routledge; 2016.
27. Ausubel D, Novak JD, Hanesian H. Psicologia educacional. Rio de Janeiro: Interamericana; 1980.
28. Schön DA. Educando o profissional reflexivo: um novo design para o ensino e a aprendizagem. Porto Alegre: Artmed; 2003.
29. Lima VV, Ribeiro ECO, Padilha RQ, Gomes R. Processo de construção de perfil de competência de profissionais. São Paulo: Instituto Sírio-Libanês de Ensino e Pesquisa; 2014. Série Nota Técnica no.1. [Acesso em 14 de junho de 2017] Disponível em http://ensino.hospitalsiriolibanes.com.br/downloads/nota-tecnica-competencia-profissionais.pdf.

Capítulo 4

Currículo: território de intencionalidades educacionais

Valéria Vernaschi Lima
Eliana Claudia de Otero Ribeiro

● Breve contextualização

Embora currículo, pedagogia e avaliação devam ser tratados como um todo[1], estudos que problematizam o desenvolvimento curricular, como modos de priorizar, organizar e socializar os conhecimentos[2] revelam a existência de um campo atravessado por intencionalidades.

Nessa breve contextualização, cabe destacarmos que o currículo institui e é instituído por uma determinada prática pedagógica que, por sua vez, também representa o cruzamento de diferentes intencionalidades educacionais[3]. Nesse sentido, reconhecermos as teorias que explicam distintos modos de construção e desenvolvimento de um currículo podem nos apoiar a manter um processo permanente de reflexão sobre nossas intencionalidades e práticas educacionais. A síntese aqui produzida sobre as teorias, tendências e desafios no desenvolvimento curricular não tem a pretensão de esgotar o tema e sim de apoiar os educadores e educandos no reconhecimento do currículo como um território de disputa de intencionalidades educacionais.

● Teorias sobre o desenvolvimento curricular

Na educação, o currículo é uma tradição inventada que emergiu da necessidade de escolarização em massa. O termo "tradição inventada", proposto por Hobsbawn e Ranger[4], significa um conjunto de práticas e ritos. As práticas normalmente são regidas por normas expressas ou tacitamente aceitas e os ritos, de natureza simbólica, procuram fazer circular valores mediante a repetição e a continuidade com o passado.

A escolha de caminhos ou percursos curriculares reflete "onde" e "como" desejamos chegar quando compartilharmos nossa herança cultural com as futuras gerações. Nesse sentido, a seleção de determinados conteúdos em detrimento de outros nos remete às relações entre sociedade-cultura-educação. No contexto dessa relação, destacamos três teorias que buscam explicar o desenvolvimento curricular: a tradicional, a crítica e a pós-crítica[5].

O ponto de partida das correntes tradicional e crítica foi o movimento de contraposição ao modelo curricular clássico que, vindo da herança greco-romana, orientava a educação na Idade Média e no Renascimento. Essa contraposição decorreu, por um lado, da percepção de inutilidade do ensino das línguas e obras clássicas gregas e latinas para a vida moderna e, por outro, da desconsideração das experiências e interesses dos educandos no processo de aprendizagem.

A corrente tradicional foi inicialmente representada pelo educador norte-americano John Franklin Bobbit (1876-1969) no livro "*The Curriculum*", em 1918, no qual a escola é correlacionada a uma empresa comercial ou indústria. Segundo ele, a escola deveria seguir a organização proposta pelo engenheiro mecânico e também estadunidense Frederick Winslow Taylor (1856-1915), que propôs um método "científico" na administração, voltado à divisão de tarefas para a obtenção da melhor eficiência nos sistemas produtivos[5-7].

As ideias de John F. Bobbit foram aprofundadas por Ralph W. Tyler (1902-1994) que desenvolveu uma abordagem tecnicista para o desenvolvimento curricular[5]. Tyler apresentou no livro "*Basic principles of curriculum and instruction*", publicado em 1949, as diretrizes para a organização de currículos. Para este autor, um currículo deveria contemplar: (i) os objetivos educacionais expressos em comportamentos a serem alcançados; (ii) as experiências educacionais com melhor probabilidade de atingir esses objetivos; (iii) a organização mais eficiente das experiências educacionais; e (iv) a verificação dos comportamentos obtidos versus os desejados[8].

Com relação aos marcos conceituais da teoria tradicional, Goodson[9] chama a atenção que ela está fundamentada por uma prática educacional idealizada, sendo que as prescrições curriculares não são entendidas como construções sociais particulares das sociedades em determinados momentos históricos. Dessa forma, a teoria tradicional pressupõe haver um currículo ideal e incontestável que o poder burocrático formula e executa conforme planejado, independentemente do contexto[9].

A proposta de organização curricular de Tyler[8] teve grande disseminação na prática escolar, sendo associada à abordagem positivista aplicada à psicologia educacional ancorada no behaviorismo. Sob essa perspectiva, a organização curricular valorizava a construção a mais técnica possível de objetivos educacionais, a partir de uma escolha considerada "apropriada" de conteúdos e de experiências de aprendizagem direcionadas à modificação dos padrões de comportamento das pessoas.

Paralelamente, e inclusive um pouco antes da publicação das ideias de Bobbit, tendências igualmente contrárias ao modelo curricular clássico -e chamadas de progressistas- questionaram a dimensão predominantemente técnica trazida pela teoria tradicional do currículo. Para essas vertentes, a educação e as escolas acabavam cumprindo o papel de modelar os jovens para o mercado de trabalho e de transmitir os valores daqueles que governavam a sociedade[5].

Uma proposta alternativa, focada em uma construção democrática, nos interesses dos estudantes como parte da preparação para a vida adulta e na aprendizagem a partir de problemas foi defendida por John Dewey (1859-1952) e por vários outros autores do movimento escolanovista, no início do século XX. Entretanto, essa tendência teve uma pequena repercussão na produção de pesquisas e na orientação organização curricular durante toda a primeira metade de século XX[5].

Somente a partir das décadas de 1960 e 1970 a reação em relação à teoria curricular tradicional ganhou força, e a amplitude desse movimento justifica-se, segundo Moreira[7] pela:

"rejeição ao caráter prescritivo prevalente; certeza da não-neutralidade das decisões curriculares; visão de que a escola e currículo não podem ser analisados sem referência aos contextos mais amplos que os envolvem; [...] crença da importância da escola no processo de construção de uma sociedade mais democrática e mais justa" (p. 20).

Esse movimento correspondeu a uma perspectiva construtivista do desenvolvimento curricular, sendo fundamentado por teorias crítica e pós-crítica[9]. Para estas duas teorias, os estudos sobre currículo deveriam contribuir para uma melhor compreensão dos fenômenos existentes no sistema educacional e, para tanto, necessitariam basear-se em práticas concretas e contextualizadas e não mais numa prática idealizada e supostamente neutra, como indicado pela teoria tradicional.

Com relação às teorias críticas, Santos[10] (p. 9) identificou algumas características comuns: "preocupação com a natureza e validade do conhecimento científico; vocação interdisciplinar; recusa da instrumentalização do conhecimento científico ao serviço do poder político e econômico; compromisso ético que liga valores universais aos processos de transformação social".

Nesse contexto, diversos autores europeus e norte americanos como Baudelot, Bourdieu, Bernstein, Young, Bowles, Willis, Apple e Giroux passaram a destacar o componente histórico do desenvolvimento curricular, conceituando o currículo como uma construção social que define um percurso educacional[11]. Embora com algumas diferenças em suas formulações, os sistemas educativos para esses autores refletem as pressões que as escolas sofrem no sentido de responderem à construção cultural e econômica das sociedades e às lutas que envolvem as aspirações e objetivos da escolarização de educandos[9] (p.31).

Com foco no papel das escolas, as teorias propostas por Baudelot-Establet (1971), Bourdieu-Passeron (1975) e Bowles-Gintis (1981) apresentaram a tese de que a cultura escolar é determinada direta e inequivocamente pela classe dominante e que, portanto, esta instituição cumpre o papel de veículo de reprodução cultural[7]. Ao focarem no papel de reprodução da escola, trouxeram um grande incômodo e uma sensação de desesperança para os educadores que desejavam produzir uma educação emancipatória. Do ponto de vista teórico, essa tese só foi positivamente enfrentada pelo reconhecimento de movimentos de resistência existentes nos processos de reprodução, mesmo que de modo latente.

Nesse sentido, Gómez[12] (p. 21-22) afirma

"... a função educativa da escola ultrapassa a reprodução conservadora da cultura dominante. A mesma tensão dialética que aparece em qualquer formação social, entre tendências conservadoras que se propõem garantir a sobrevivência mediante a reprodução do *status quo* e das aquisições históricas já consolidadas e as correntes renovadoras que impulsionam a mudança, o progresso e a transformação, como condição também de sobrevivência e enriquecimento da condição humana (humanização), também aparece na escola".

Para representar as principais forças que atuam no desenvolvimento curricular, Sacristán[3] utilizou um esquema que adaptamos (Figura 4.1) no sentido de incluir, para além das relações, as tensões dialéticas referidas por Gómez[12].

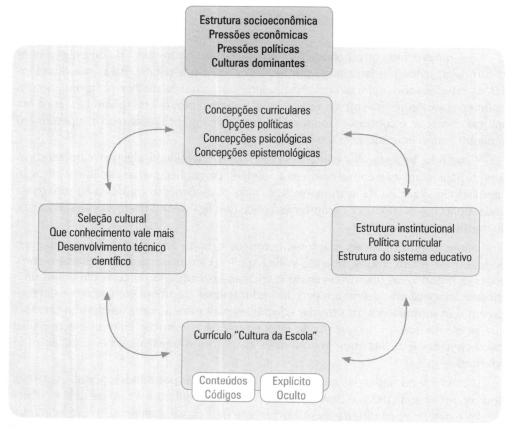

Figura 4.1 – Representação das principais forças que atuam no desenvolvimento curricular.
Fonte: Adaptado de Sacristán[3] (p. 36).

Segundo Sacristán[3], a seleção cultural, as concepções curriculares e as condições institucionais atuam mais diretamente no desenvolvimento curricular, mas estão condicionadas por uma determinada estrutura socioeconômica e pela cultura dominante. Acrescentamos essas forças externas à escola acima dos demais elementos no gráfico buscando representar seu caráter determinante. A estrutura socioeconômica refere-se à produção e distribuição de bens e serviços na sociedade e abrange as condições relacionadas à evolução científica e tecnológica. A cultura dominante contempla as pressões políticas e as influências da família, de grupos sociais e internacionais. Além dessa inclusão, as flechas de via dupla representam a possibilidade de movimentos de resistência e de mudança convivendo, dialeticamente, com os de reprodução.

Ao representar o currículo como sendo a "cultura da escola", Sacristán[13] considerou-o como resultado da combinação de elementos que se interpenetravam: as concepções que fundamentam o campo, a seleção dos conteúdos a serem transmitidos e a estrutura do sistema educativo. Apontou, ainda, a produção concomitante de um currículo explícito e de outro "oculto". Para ele:

"...[embora] as mensagens derivadas do currículo oculto estejam à margem, coerentes ou em contradição com as intenções declaradas, não são alheias aos conflitos sociais – os papéis dos sexos na cultura, o exercício da autoridade e do poder, os mecanismos de distribuição das riquezas, as posições de grupos sociais, políticos, raciais, religiosos etc. [...] A diferenciação entre o explícito ou oficial e o oculto serve para entender muitas incongruências nas práticas escolares" (p. 132-3).

No final dos anos 1980, a dimensão política dos movimentos de resistência perdeu força e a produção de conhecimento no campo curricular voltou-se para o estudo de estratégias e métodos de intervenção pedagógica como possibilidades mais factíveis de produção de mudanças[7].

Nesse cenário, ocorre o aparecimento das teorias pós-críticas. Segundo Pacheco[14], tanto no campo do currículo quanto na sociologia, elas potencializam nossa compreensão sobre "os processos pelos quais, por meio das relações de poder e controle, nos tornamos aquilo que somos".

Embora as teorias críticas e pós-críticas reconheçam os currículos como espaços-território de poder e como uma produção social, para as pós-críticas a categoria poder é identificada de modo desconcentrado e presente em toda a rede social, não se limitando ao campo das relações econômicas e das classes sociais ao abarcar, ademais, a compreensão dos processos de dominação centrados na etnia, no gênero e na sexualidade. O conhecimento é considerado inerente ao poder, expresso na força de sua relação com a linguagem e os processos de significação dos saberes.

Ainda com relação aos aspectos de diferenciação, como as teorias pós-críticas não consideram a sociedade como uma totalidade, não requerem a proposição de uma alternativa da mesma abrangência. Sob esse enfoque, os contextos locais ganham relevância e apontam uma necessária ampliação e modificação da base utilizada para o desenvolvimento curricular.

Ao lado da relevância dos contextos locais, emergem as novas necessidades trazidas pela multiculturalidade emergente do processo de globalização das sociedades pós-modernas. Slattery[15], em seu livro *Curriculum Development in the Postmodern Era*, aponta a necessidade do desenvolvimento de uma matriz analítica que inclua uma maior relevância e responsabilidade social da escola nesse novo contexto. O autor destaca, ainda, a demanda de um lugar mais proativo dos professores como autores do desenvolvimento curricular e a abertura de novos espaços nos currículos para a produção de reflexões sobre gênero, sexualidade, cultura, filosofia, política, democracia, ecologia, estética, entre outras problemáticas da vida em sociedade.

Estratégias educacionais para a organização curricular

Bernstein[16] categorizou dois tipos de currículos: (i) coleção e (ii) integrados. Nos currículos coleção, as disciplinas (conjuntos ou áreas de conhecimento exato e rigoroso) são organizadas de modo isolado e fragmentado, formando uma coleção de matérias escolares justapostas, como entidades monolíticas, com pouca permeabilidade entre os conteúdos, de modo semelhante ao encontrado no currículo "em sucessão". Nos currículos integrados, as separações entre os conteúdos são menos nítidas e há maiores intersecções e atravessamentos que possibilitam a integração de diferentes saberes e perspectivas, inclusive entre teoria e prática.

A tendência dos currículos coleção é a de organização segundo disciplinas cujos conhecimentos tendem a se tornar cada vez mais eruditos, formais, acadêmicos, abstratos e departamentalizados. Nesse sentido, ao mesmo tempo que a especialização aprofunda os conhecimentos disciplinares, assegura o monopólio de poder, recursos e espaço de atuação numa determinada área da prática profissional.

O currículo integrado requer a construção de metaconhecimentos, por meio da interdisciplinaridade e do trabalho multiprofissional. A integração curricular reconhece as disciplinas, mas as organiza de modo relacional e estabelece pontes entre os saberes acadêmicos e aqueles construídos no enfrentamento dos problemas do cotidiano da vida e do trabalho. Nesse sentido, o currículo integrado volta-se para as necessidades da sociedade e de aprendizagem dos educandos, articulando ciência e cultura e tendo o trabalho como um eixo estruturante. Nesse tipo de currículo, os conhecimentos gerais e específicos para a atuação profissional são contextualizados, evitando que os aspectos técnicos e instrumentais sejam tratados de modo burocratizado, alienado ou mecanizado.

Independentemente do tipo de currículo, Bernstein[16] chama a atenção para a presença de estratégias de seleção, sequenciamento e progressão dos conteúdos no sentido da organização de um determinado percurso escolar.

Particularmente na área da saúde, o sequenciamento de conteúdos baseado na divisão entre disciplinas básicas e clínicas tem mais de cem anos[17] e ainda se mantém com relevante presença na formação de profissionais de saúde. Esse tipo de sequenciamento guarda relação com uma suposta precedência lógica que requer a aprendizagem de disciplinas consideradas básicas ou que abordam condições fisiológicas anteriormente àquelas que contemplam situações patológicas.

Ainda na área da saúde, algumas estratégias de reorganização curricular no final do século XX ganharam visibilidade e produziram mudanças na organização e abordagem dos conteúdos. Essas estratégias focalizaram o deslocamento da centralidade do processo de aprendizagem do docente para o estudante; introduziram a aprendizagem baseada em problemas; valorizaram a interdisciplinaridade e a orientação do currículo à comunidade; introduziram módulos eletivos e o uso de simulações. Cabe destacar que o sequenciamento do normal para o patológico ainda é encontrado em alguns currículos de modo concomitante ao uso da aprendizagem baseada em problemas e em equipes.

Mais recentemente, em função da formação orientada por competência, o sequenciamento de conteúdos foi deslocado de uma racionalidade considerada lógica para uma outra, orientada pela capacidade de intervenção em situações profissionais. Essa racionalidade coloca a natureza do problema a ser enfrentado e o tipo capacidades requeridas para enfrentá-lo (graus de domínio e autonomia) segundo as melhores práticas como eixo no qual as experiências de aprendizagem são sequenciadas. Numa estratégia orientada por competência, normal e patológico podem ser abordados concomitantemente, desde que a referida situação contemple um tipo de intervenção para a qual o educando desenvolva capacidades para produzir uma resposta qualificada.

Nesse contexto, tanto a aprendizagem como o currículo têm sido chamados de "autênticos" uma vez que são contextualizados em cenários reais do trabalho. Esse conceito, embora de uso corrente mais recente, pode ser encontrado em trabalhos anteriores, especialmente referentes aos currículos que utilizam a problematização e a inserção dos estudantes no mundo do trabalho como um eixo curricular. Segundo Rule[18], quatro aspectos caracterizariam um currículo contextualizado em situações do mundo real:

1. as atividades envolvem problemas do mundo real e simulam o trabalho dos profissionais e ocorrem preferencialmente no mundo real;
2. as atividades requerem o uso de pensamento complexo e da metacognição;
3. as atividades são desenvolvidas em comunidades de aprendizagem;
4. os educandos direcionam sua aprendizagem a partir dos projetos desenvolvidos.

As modelagens e estratégias para desenvolvimento de currículos integrados articulam-se estreitamente com aquelas requeridas para o desenho de currículos orientados por competência, cujas características estão mais bem detalhadas no Capítulo 3.

Desafios do desenvolvimento curricular

Para nós, educadores, mantermos um posicionamento reflexivo, tanto em relação à organização curricular quanto à prática educativa, é uma necessidade que se impõe à força da inércia e da hegemonia da tradição pedagógica.

Nesse sentido, quanto mais buscarmos compreender os processos educativos, melhor reconheceremos os sujeitos que deles participam e suas intencionalidades. As intencionalidades que fundamentam nossas práticas educativas decorrem de nossas biografias, nossos limites e possibilidades, ponderados pelo peso da cultura, das práticas institucionais e dos projetos e pensamentos socialmente constituídos.

Essa abordagem é fundamental para a compreensão de iniciativas de inovação que pretendem incidir sobre a prática e a experiência docentes, quer sejam mudanças curriculares ou programas de formação docente: não se deve esperar uma adaptação total aos novos modelos, pois os agentes da prática educativa serão sempre intérpretes, tradutores de seus conteúdos.

Os dilemas a serem enfrentados põem a descoberto o caráter conflitivo e contraditório das ideias, das práticas e dos interesses em educação. A incerteza que geram, ao invés de insegurança, deveria chamar os sujeitos ao protagonismo. Para tanto, deve ser construído um clima aberto e democrático, que busque uma racionalidade que não comporta o poder arbitrário, e que valoriza a singularidade e a expressividade humana na ação criativa.

Esse posicionamento implica a avaliação crítica em relação à ideia de podermos estabelecer objetivos como especificações precisas e inequívocas de alcances definidos a priori, desvinculados dos processos que definem sua consecução, imaginando, de alguma forma, ser possível predizer o que é irreproduzível e dependente de relações singulares dos sujeitos com o contexto. Definem-se os fins pretendidos, assume-se a diretividade que se deseja imprimir ao processo educativo, desenha-se o currículo ideal, mas a ação imprime o curso do currículo vivenciado: a prática não comporta algoritmos de passos preestabelecidos a serem seguidos, tal como nos modelos condutistas e tecnicistas.

Há, portanto, que se aceitar uma flexibilidade na execução dos planos e, sobretudo, resgatar a importância de outros modos de legitimação da ação e da prática educativa, regidos pela direcionalidade que buscam, pelos critérios éticos que as orientam, pela provisoriedade de suas construções, pelo compromisso com o diálogo e pela busca do conhecimento. Uma construção regida, inquestionavelmente, pelo sentido singular das práticas dos sujeitos.

Mesmo considerando que no senso comum a palavra prática seja considerada como sinônimo de atividade, Sacristán[3] a utiliza para referir-se a essa cultura compartilhada de saberes e motivações acerca da educação. Nesse sentido, a ação 'pertence' aos agentes e a prática ou cultura sobre a prática diz respeito ao âmbito do social, é cultura objetivada que, uma vez acumulada, aparece como algo dado aos sujeitos.

Assim, é também importante considerarmos que ao tomar a prática educativa como cultura e como mediadora da cultura, inexoravelmente introduzimos a questão da tradição como conteúdo e método da educação. Uma postura crítica e aberta sobre as tradições do fazer e do pensar a educação abre possibilidades de construirmos práticas educativas inovadoras e, se há condições de legitimá-las, podemos criar novas culturas. Sacristán[3] reitera que isso é particularmente importante para a construção de novas sínteses que sejam capazes de romper com as práticas tradicionais.

A perspectiva construtivista da realidade social informa a necessidade de buscarmos o sentido das ações e práticas educativas que desenvolvemos pela descoberta de que nelas reside o significado do que foram, e é nesse sentido preciso que podemos dar uma função prospectiva da teoria sobre a prática.

A mudança dos processos de formação na saúde passa pela desconstrução e reconstrução de saberes e práticas que têm história, enraizada na cultura da escola, nas formas como se organizam os serviços de saúde e se cuidam das pessoas, e nas concepções dos agentes do ensino e do cuidado. São saberes e práticas que expressam as realidades sociais que os contingenciam e que definem limites e possibilidades de sua transformação. São saberes e práticas que se realizam por sujeitos, individuais e coletivos, movidos por seus desejos e intenções, cuja ação está sempre mediada pela realidade social, e comporta diferentes graus de autonomia.

A natureza social do processo educativo implica o reconhecimento de que os modelos de formação, expressos nas proposições que orientam o currículo e nas formas concretas como este se realiza pela ação dos sujeitos do ensino, traduzem a confluência de práticas sociais diversas que se reproduzem e se transformam no interior da escola e fora dela. No caso da saúde, as formas de organização das práticas e as concepções que regem o cuidado às pessoas incidem decisivamente sobre o processo de formação e é esta compreensão que permite identificar o conteúdo do objeto da transformação das práticas educativas: o processo saúde-doença-cuidado.

Transformar o cuidado de forma a recuperar o lugar do sujeito em suas dimensões social e subjetiva implica, no plano dos saberes, a reconstrução do objeto de conhecimento da escola no campo da saúde. Por outro lado, é a partir da reflexão sobre o exercício de transformação das práticas de cuidado pela ação de seus agentes no contexto do trabalho na saúde que se podem gerar e legitimar os novos saberes requeridos para transformá-las. O processo de mudança das práticas educativas se constrói, nessa ótica, na articulação entre os processos de reconstrução do objeto do conhecimento e de transformação das práticas em saúde[19].

Da mesma forma, a transformação do processo educativo implica o reconhecimento por parte dos sujeitos do processo de ensino-aprendizagem das raízes de sua prática no interior da escola e de como o que está "fora" dela se desvela quando se pretende mudá-la. É nesse processo de reflexão sobre o fazer educativo, em sua dinâmica institucional de interação entre sujeitos e de conflitos entre concepções e intencionalidades diversas aí representados, que se abrem possibilidades para a sua transformação e para a produção de mudanças no desenvolvimento curricular.

Referências

1. Bernstein B. On the classification and framing of educational knowledge. In: Young M. Knowledge and Control. 6ª ed. London: Collier Macmillan; 1980. p.47-69.
2. Forquim JC. Escola e Cultura: a Sociologia do Conhecimento Escolar. Porto Alegre: Artes Médicas; 1993.
3. Sacristán JG. O Currículo: uma Reflexão sobre a Prática. 3ª ed. Campinas: Autores Associados; 1998.
4. Hobsbawm EJ, Ranger T. A Invenção das Tradições. 2ª ed. Rio de Janeiro: Paz e Terra; 1997.
5. Silva TT. Teorias do Currículo. Uma Introdução Crítica. Porto: Porto Editora; 2002.
6. Bobbitt F. The Curriculum. Boston: Houghton Mifflin Company. 1918. [Acesso em 14 de junho de 2017] Disponível em: https://ia801408.us.archive.org/20/items/curriculum008619mbp/curriculum008619mbp.pdf
7. Moreira AF. A crise da teoria crítica curricular. In M. Costa (org.). O Currículo nos Limiares do Contemporâneo. São Paulo: DP & A Editora; 1999. p.11-36.
8. Tyler RW. Basic Principles of Curriculum and Instruction. Chicago: The University Chicago Press; 1969.
9. Goodson I. Currículo: Teoria e História. Petrópolis: Vozes; 1995.
10. Santos BS. Por que é tão difícil construir uma teoria crítica? Revista Crítica de Ciências Sociais 1999; 54:197-215.
11. Moreira AF, Silva TT. Sociologia e teoria crítica do currículo: uma introdução. In: Moreira AF, Silva TT (org.). Currículo, Cultura e Sociedade. 2ª ed. São Paulo: Cortez; 1997. p.7-37.
12. Gómez AIP. Compreender o ensino na escola: modelos metodológicos de investigação educativa. In: Sacristán JG, Gómez AIP. Compreender e Transformar o Ensino. 4ª ed. Porto Alegre: Artmed; 1998. p.99-117.
13. Sacristán JG. O currículo: os conteúdos do ensino ou uma análise prática? In: Sacristán JG, Goméz AI. Compreender e Transformar o Ensino. 4ª ed. Porto Alegre: Artmed; 1998. p.119-48.
14. Pacheco JA. Teoria curricular crítica: os dilemas (e contradições) dos educadores críticos. Revista Portuguesa de Educação 2001; 14(1):49-71.
15. Slattery P. Curriculum Development in the Postmodern Era. London and New York: Routledge; 2006.
16. Bernstein B. Pedagogy, Symbolic Control and Identity: Theory, Research, Critique. London: Taylor and Francis; 1996.
17. Flexner A. Medical Education in the United States and Canada: a Report to the Carnegie Foundation for the Advancement Teaching. New York: Carnegie Foundation; 1910.

18. Rule AC. The Components of Authentic Learning. Journal of Authentic Learning 2006; 3(1):1-10.
19. Ribeiro ECO. Representações de alunos e docentes sobre as práticas de cuidado e de formação: uma avaliação de experiências de mudança em escolas médicas. Rio de Janeiro; 2003 [Dissertação de Doutorado – Universidade do Estado do Rio de Janeiro, Instituto de Medicina Social]

Capítulo 5

Estrutura curricular na formação de profissionais de saúde

Valéria Vernaschi Lima
Eliana Claudia de Otero Ribeiro
Roberto de Queiroz Padilha

Tomando em conta as considerações explicitadas nos capítulos que exploraram o currículo como um território de intencionalidades e as bases conceituais da formação orientada por competência, aqui utilizaremos as noções de eixo e matriz curriculares para abordarmos a estrutura de um currículo integrado, segundo uma perspectiva processual. Enquanto a matriz curricular representa, de modo sintético e esquemático, as relações entre saberes e práticas selecionados como relevantes para um determinado programa, curso ou iniciativa educacional, a perspectiva do currículo como processo destaca a dimensão dinâmica e dialógica da matriz transformada em ato na interação dos sujeitos com o projeto pedagógico e entre os próprios sujeitos, imersos num determinado contexto socioeconômico e cultural.

Eixos e matriz curricular

Com raízes na matemática e na economia, o conceito de matriz foi aqui utilizado para representar um quadro síntese no qual destacamos as relações estabelecidas entre quadrantes e eixos que compõem um currículo integrado. Tomando como exemplo a formação de profissionais da saúde, trabalhamos o conceito de matriz de modo a superar a ideia de uma lista de temas ou conteúdos distribuídos segundo uma grade curricular[1-3]. Cabe, ainda, destacarmos que a escolha de uma determinada modelagem curricular é decorrente das diretrizes e valores mais abrangentes que orientam um projeto pedagógico.

Mesmo utilizando o conceito relacional de matriz, há autores que trabalham com a sobreposição de diversas matrizes na elaboração de uma proposta curricular[4]. Na representação gráfica que buscamos para traduzir as relações entre os elementos constitutivos da matriz e seus eixos visamos favorecer o reconhecimento desses elementos e de suas relações e interpenetrações.

A escolha por um currículo integrado e modelado no formato matricial como referencial teórico revela o valor que atribuímos à contextualização da aprendizagem e à articulação teoria-prática como estratégias que favoreçam o desenvolvimento de perfis profissionais. Para tanto, cabe retomarmos o conceito de currículo integrado, explorado no capítulo 3 deste livro. Nessa tipologia de currículo, seus elementos constitutivos estão integrados, transformando-se mutuamente por meio das conexões e diálogos estabelecidos. Assim, disciplinas, dimensões, processos, práticas profissionais, ensino, aprendizagem, trabalho e academia articulam-se segundo uma abordagem construtivista da educação.

A melhor expressão da integração teoria-prática é representada, por um lado, pelo perfil de competência e, por outro, pelos problemas/desafios relevantes da prática profissional, a serem enfrentados à luz do respectivo perfil. Esses eixos curriculares, aqui denominados como orientadores, são traduzidos no plano curricular segundo eixos organizativos, a partir dos quais as atividades educacionais devem ser construídas e articuladas, de acordo com critérios que definem a utilização de cenários simulados ou autênticos da prática (Figura 5.1).

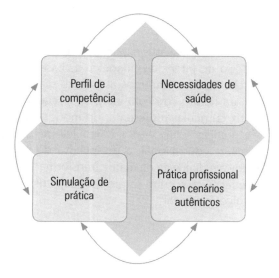

Figura 5.1 – Representação esquemática da matriz curricular.

Diálogo entre os eixos perfil de competência e necessidades de saúde

Num currículo orientado por competência, o diálogo entre o perfil de competência desejado e as necessidades de saúde, envolvendo problemas e desafios prevalentes na prática profissional, riscos vulnerabilidades, desejos e interesses das pessoas sob cuidado, é a principal estratégia para a seleção dos conteúdos que devem orientar o processo de formação ou capacitação profissionais.

Quando essa seleção é realizada a partir de uma investigação sobre as condições prevalentes de saúde-doença de uma determinada sociedade e associada a uma escuta dialógica sobre a perspectiva de diferentes atores sociais envolvidos na atenção à saúde, há uma maior chance de alinhamento e legitimidade do projeto pedagógico às necessidades da sociedade.

Ao identificarmos as situações de saúde-doença prevalentes, buscamos contextualizar a formação segundo relevância, magnitude e transcendência dos desafios e problemas encontrados num determinado território e momento histórico, demográfico e epidemiológico dessa sociedade. Esse processo deve ser contínuo e permanentemente atualizado, tendo em vista a maior rapidez com que operam alguns elementos que determinam e condicionam o processo saúde-doença, no contexto do desenvolvimento tecnológico e da globalização das sociedades.

Ao incluirmos riscos e vulnerabilidades de indivíduos e coletivos nesse eixo, ampliamos a abordagem biológica do processo saúde-doença, dando ênfase às ações de promoção à saúde e de prevenção de doenças e agravos. Ao reconhecermos os interesses e desejos das pessoas sob cuidado como conteúdos a serem trabalhados na formação, valorizamos a cultura e os saberes dos pacientes, famílias e comunidades. Essa perspectiva ampliada, de caráter biopsicossocial, não se resume à soma dos elementos que a integram, apresentando-se como um novo enfoque para a leitura e intervenção sobre a realidade.

A presença e a exploração da perspectiva de pacientes e familiares durante todo o programa, para além daquela dos profissionais da saúde, trazem o contexto real para a formação, favorecendo o estudo de elementos que, associados à dimensão biológica, singularizam o processo saúde-doença. Essa ampliação é fundamental para a construção de projetos terapêuticos com maiores chances de adesão por parte de pacientes, famílias e comunidades.

Paralelamente, o perfil de competência dos profissionais orientado ao enfrentamento dos problemas e desafios prevalentes na prática deve ser construído ou validado segundo uma abordagem dialógica, de modo a contemplar a perspectiva dos diferentes atores envolvidos com a formação e a atenção à saúde, numa determinada sociedade. As referências e justificativas para essa abordagem estão mais bem exploradas no capítulo 3 deste livro. Aqui cabe destacar que os perfis também devem estar pautados nas melhores práticas, segundo critérios científicos e socialmente legitimados pelas profissões da saúde.

Nos currículos integrados, a definição dos ciclos educacionais utiliza como referência o processo de construção do perfil de competência. Nesse processo, os ciclos educacionais são definidos em função de distintos graus de abrangência, autonomia e domínio das intervenções a serem realizadas pelos educandos frente às necessidades de saúde de pessoas, famílias e comunidade.

Os progressivos graus de domínio e autonomia devem ser estabelecidos para todas as ações-chave do perfil do egresso, considerando-se o contexto, o cenário e a natureza das ações. Assim, cada ciclo representa uma atuação esperada para o educando, fundamentada por um conjunto de capacidades cujo desenvolvimento deve ser intencionalmente desencadeado, no sentido de promover um melhor entendimento dos fenômenos envolvidos e a produção de respostas às necessidades de saúde baseadas nas melhores evidências.

No processo de construção do perfil de competência, o repertório dos educandos vai sendo, progressivamente, ampliado tanto no sentido da interpretação de necessidades de saúde quanto da construção de projetos terapêuticos, de modo associado à problematização e ao aprofundamento teórico. Esse processo de aprendizagem deve ser desencadeado, recursivamente, por sucessivas aproximações aos problemas e desafios prevalentes na prática. Assim, diferentes perspectivas e dimensões sobre os problemas podem ser identificadas por meio dessas aproximações que favorecem a compreensão das singularidades trazidas por distintos contextos e pelos sentidos construídos nas respectivas vivências. Essas aproximações tendem a potencializar a mobilização de capacidades e a favorecer a transferência de saberes de situações familiares para outras não familiares.

Desse modo, a expectativa de intervenção na realidade também deve ser progressivamente ampliada, indo da promoção à saúde e prevenção de doenças ao tratamento medicamentoso ou que inclua a realização de procedimentos mais invasivos ou de reabilitação. Nas situações que requeiram tratamento e reabilitação, o perfil esperado para educandos do ciclo inicial deve focalizar os aspectos relacionados à promoção da saúde e à prevenção de complicações, dando sentido à intervenção, tanto do ponto de vista da competência do educando que a realiza como da pessoa que a recebe. Em cada ciclo educacional, o perfil a ser alcançado define as atividades curriculares interdisciplinares a serem realizadas e um conjunto de ações educacionais em cenários simulados ou autênticos para o desenvolvimento contextualizado de capacidades cognitivas, psicomotoras e atitudinais e ganhos de autonomia na prática.

Nos currículos integrados, as disciplinas devem ser acionadas ao longo do programa, em função de sua pertinência para ampliar a explicação dos fenômenos estudados e as possibilidades de intervenção nos processos saúde-doença. O diálogo entre disciplinas básicas e clínicas permite uma exploração mais abrangente dos fenômenos, especialmente quando são explorados de forma integrada, visando qualificar a atenção à saúde.

Por fim, a seleção de situações prevalentes da prática profissional estabelece uma relação direta de pertinência e de oportunidade do processo ensino-aprendizagem, considerando-se a futura atuação profissional dos educandos, no sentido da responsabilidade compartilhada no cuidado aos pacientes, familiares e comunidade.

A Figura 5.2 mostra uma síntese esquemática dos elementos a serem considerados e dialogados nos dois eixos considerados orientadores numa estrutura curricular matricial.

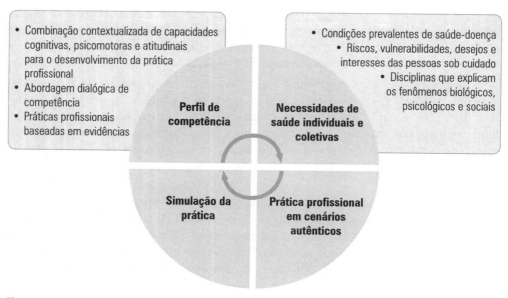

Figura 5.2 – Representação esquemática dos eixos orientadores da estrutura curricular matricial.

Diálogo entre os eixos simulação e prática profissional em cenários autênticos

A relação de complementariedade entre esses dois eixos organizadores da estrutura curricular visa ampliar a aprendizagem significativa[5], uma vez que favorece a construção de sentidos e de pontes da formação com a realidade. A interpenetração dos mundos do trabalho e da educação se estabelece por meio do compartilhamento dos mesmos objetos, no caso, os processos de saúde-doença e de cuidado.

Considerando-se estes processos, o planejamento das ações educacionais segundo cenário, carga horária e disparadores de aprendizagem devem ser definidos segundo os eixos orientadores, isto é, o perfil profissional e as necessidades de saúde.

Na matriz de currículos integrados, para que as atividades curriculares respondam aos eixos orientadores devemos construí-las de modo interdisciplinar e multiprofissional. Essas características implicam o trabalho de equipes de professores de diferentes disciplinas e áreas do conhecimento, no sentido de produzirem combinações de ações educacionais e de construírem disparadores de aprendizagem que possibilitem uma exploração ampliada dos fenômenos de saúde-doença.

Para tanto, também deve haver diálogo e complementaridade entre os disparadores de aprendizagem das ações educacionais simuladas e autênticas. Nesse sentido, o formato de situações-problemas ou desafios, tais como são encontrados na prática profissional, amplia a construção de pontes entre os mundos do trabalho e do ensino e potencializa a aprendizagem significativa.

A partir de situações reais ou simuladas, os educandos devem ser estimulados a interpretar e intervir sobre os fenômenos identificados, mobilizando suas capacidades prévias e construindo nossos significados.

A coerência e o alinhamento nos movimentos de aprendizagem nos cenários simulados e autênticos reforçam e consolidam o uso do método científico e a abordagem crítico-reflexiva, de modo contextualizado. A recursividade da reflexão sobre a ação é elemento distintivo para a incorporação dessas práticas ao exercício profissional futuro.

A Figura 5.3 apresenta de modo esquemático os elementos a serem considerados e dialogados nos dois eixos considerados organizadores numa estrutura curricular matricial.

Assim, deve-se levar em conta o quanto as ações educacionais podem estar sob controle dos docentes, sendo esse um dos critérios utilizados para a seleção do ambiente, das condições e das situações a serem enfrentadas pelos educandos, nos cenários simulado e real. A concentração das ações simuladas, e por isso mais controladas, deve ser progressivamente reduzida, ao longo da formação, sendo substituída pelas vivências em ambientes autênticos da prática profissional.

Levando-se em conta a articulação, integração e interpenetração de conteúdos e processos, sugere-se que as atividades curriculares num determinado semestre ou ano letivo sejam correquisito umas para as outras.

Diálogo entre os eixos orientadores e organizados do currículo

Para além das relações específicas entre os eixos orientador e organizador da matriz integrada, as relações entre eles devem mostrar coerência e alinhamento. Assim, ao explicitar as intervenções que caracterizam uma determinada prática profissional compe-

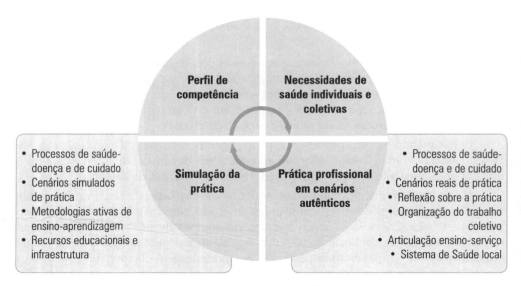

Figura 5.3 – Representação esquemática dos eixos organizadores da estrutura curricular matricial.

tente, essas são o ponto de partida para a construção das atividades curriculares e ações educacionais. Paralelamente, o conjunto dessas intervenções promove o desenvolvimento contextualizado das capacidades que conformam o perfil, num movimento contínuo e em espiral[6]. O alinhamento entre orientação e organização em currículos integrados visa potencializar a aprendizagem de modo coerente com os princípios da educação de adultos[7], com a teoria sociointeracionista[8], segundo uma perspectiva transformadora da sociedade e da própria prática educacional[9].

Paralelamente às relações de interpenetração dos elementos e eixos curriculares, o conceito de currículo como processo agrega outros movimentos e relacionamentos, mesmo quando focalizamos o ambiente interno[10] da escola ou instituição de ensino.

Currículo como processo

Sacristán e Gómez[11] defendem uma abordagem processual do desenvolvimento curricular. De modo didático, esses autores identificaram os currículos: prescrito, planejado, organizado, desenvolvido e avaliado (Figura 5.4).

A perspectiva do currículo como processo permite a identificação de contradições e coerências existentes entre a intenção expressa em num programa ou em uma matriz curricular e a prática educacional concreta, em ato. Segundo as definições de cada movimento desse processo, o currículo prescrito expressa mais os desejos do que a realidade; representa o conjunto de princípios e objetivos do projeto pedagógico que se deseja alcançar, por meio de uma iniciativa educacional. Esse é o campo das decisões políticas e administrativas que são tomadas pelos grupos de poder estabelecidos na escola e que refletem as influências da estrutura socioeconômica, das concepções filosóficas e educacionais e da própria organização e cultura da instituição. As diretrizes curriculares nacionais para os cursos de graduação, as regulamentações para o ensino superior e

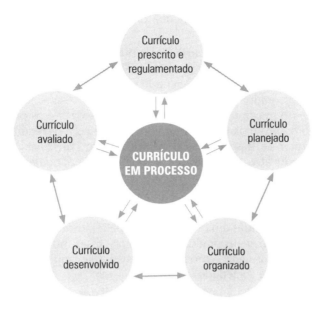

Figura 5.4 – Representação do currículo como processo.
Fonte: Adaptado de Sacristán e Gómez[11] (p.139)

os valores das instituições que, contemplados num projeto pedagógico, representam o currículo prescrito[11].

O currículo planejado é a tradução do currículo prescrito nos planos específicos de suas unidades funcionais, consideradas segundo a organização particular de cada escola. Pode-se identificar o currículo planejado nas ementas, programas de cursos, planos de estágios ou unidades educacionais e nos guias, manuais, livros e materiais diversos destinados aos estudantes[11].

O currículo organizado compreende as condições internas para a realização da prática educativa. A organização dos recursos educacionais, infraestrutura e apoio administrativo da escola constituem um modelo que possibilita e/ou dificulta a realização das atividades de ensino-aprendizagem planejadas[11].

O currículo desenvolvido é chamado currículo em ação por Sacristán e Gómez[11], representando a experiência educativa real, vivenciada por estudantes e docentes. Nesse âmbito, ocorrem as diferentes significações da atividade educativa planejada, em função da maior ou menor proximidade entre o conhecimento prévio e os novos conteúdos. É também onde são explicitados, de maneira subliminar ou mais clara, os valores e concepções individuais sendo, portanto, uma arena privilegiada para a manifestação dos movimentos de reprodução e contradição em relação à seleção de saberes e práticas apresentada pelo currículo.

O currículo avaliado, juntamente com o currículo desenvolvido, representa a realidade da prática educativa. É nas avaliações, conteúdo e forma, que o currículo revela o que, de fato, tem maior valor para os sujeitos que o constroem. Exatamente pela força que determina a progressão ou a retenção dos estudantes, a avaliação, acima de qualquer outro elemento constituinte do currículo, dirige as aprendizagens e aquilo que os estudantes priorizam estudar[11].

A interação desses movimentos curriculares busca representar a dinamicidade e a interpenetração desses elementos que também dialogam com a estrutura socioeconômica e a cultura de uma determinada sociedade, em processos que atravessam, muitas vezes de modo despercebido, as salas de aula e a escola. Assim, ao construímos um projeto educacional, no máximo, estabeleceremos as diretrizes e os planos que constituem os currículos prescrito e planejado que, juntamente com os recursos educacionais disponibilizados, tornam-se base para o desenvolvimento curricular. Nesse sentido, a prática ou realidade educativa é uma tradução dependente daqueles que transformam intenções em gesto.

Destacamos que tal tradução envolve interpretação, construção de sentidos, valorização e, consequentemente, escolhas. Tanto propostas tradicionais podem ser, em alguma dimensão, transformadas em oportunidades para inovação, como propostas inovadoras podem ser travestidas em práticas tradicionais. Esses movimentos ocorrem predominantemente em sala de aula e processos de avaliação, muitas das vezes invisíveis para a gestão acadêmica e à sociedade.

Esse entendimento ressalta a importância do papel dos docentes no processo educacional. São eles, em primeira instância, somados à gestão acadêmica, que mais fortemente contribuem para a construção do ambiente e do clima de aprendizagem.

Considerando as limitações e possibilidades de um currículo integrado e em processo, a organização curricular, particularmente na modelagem matricial, deve ser trabalhada num sistema de educação permanente para docentes e apoiadores que permita colocarmos as práticas em reflexão e estabelecermos processos de cogestão no desenvolvimento da iniciativa educacional. Ao refletirmos criticamente sobre nossas práticas, a partir dos problemas e desafios enfrentados no cotidiano do trabalho educacional, permitimos a exploração de contextos singulares e de intencionalidades para avaliarmos as contradições e coerências existentes entre intenções e gestos que, nesse caso, estão refletidas no cotidiano da prática profissional. Esse sistema deve buscar a restituição da autonomia com responsabilidade social aos atores envolvidos num programa educacional.

Finalmente, destacamos que é na dinâmica da vivência de uma matriz curricular na qual todos os quadrantes e eixos se comunicam e se interpenetram, que cada ponto de intersecção transforma os demais e igualmente se transforma na interação, segundo um movimento contínuo, dialético e dialógico. É nesses movimentos em que as forças da tradição e da inovação se encontram e produzem tensões nas práticas pedagógicas; é nessas vivências que os sujeitos envolvidos com a formação de outros profissionais, intencionalmente, promovem a reprodução e a transformação das próprias práticas.

Referências

1. Pacheco JA. Políticas Curriculares. Porto: Porto Editor; 2002.
2. Zabalza MA. Diseño y Desarrollo Curricular. Madrid: Morata; 1987.
3. Zabalza MA. Do Currículo ao Projecto de Escola. In: Canário R (org.). Inovação e Projecto Educativo de Escola. Lisboa: Educa; 1992.
4. Roldão MC. Gestão Curricular: Fundamentos e Práticas. Lisboa: ME/DEB; 1999.
5. Ausubel D, Novak JD, Hanesian H. Psicologia Educacional. Rio de Janeiro: Interamericana; 1980.

6. Bruner J. The Process of Education. Cambridge: Harvard University Press; 1977.
7. Knowles M. The Modern Practice of adult education: from pedagogy to andragogy. New York: Association Press; 1980.
8. Vygotsky LS. A Formação Social da Mente. 6ª ed. São Paulo: Martins Fontes; 1998.
9. Snyders G. A Alegria na Escola. São Paulo: Manole; 1988.
10. Porter M. Estratégia Competitiva. Técnicas para Análise de Indústrias e da Concorrência. 7ª ed. Rio de Janeiro: Campus; 1997.
11. Sacristán JG, Goméz AIP. Compreender e Transformar o Ensino. 4ª ed. Porto Alegre: Artmed; 1998.

Capítulo 6

Metodologias ativas de ensino-aprendizagem: desafios da inovação

Valéria Vernaschi Lima

Para melhor entendermos as diferenças entre as metodologias de transmissão e as ativas, cabem alguns esclarecimentos quanto às noções de tradição e inovação. Segundo Gauthier[1] (p.177), a tradição "encerra certos comportamentos vindos do passado que promovem modelos de conduta; se adaptam progressivamente [...] aos novos contextos; prescrevem o que fazer, sem admitir questionamentos; e [constroem] rituais que adquirem um *status* quase sagrado". A tradição pedagógica, transmitida ao longo de gerações de professores, pautou-se na aprendizagem pela transmissão, baseada na repetição e obediência incondicional aos saberes dos professores e na concepção de que a aprendizagem ocorre de fora para dentro.

A palavra inovação tem origem no latim *innovatio* e significa renovação ou novidade. Aquelas inovações que visam uma melhoria contínua de produtos, processos ou serviços, sem alterar a base, estrutura ou teoria nas quais esses se fundamentam, são chamadas de inovações sustentadas. Essas inovações são incorporadas com mais facilidade e produzem menor resistência. As inovações que rompem a trajetória tradicional de aperfeiçoamento e oferecem um produto ou processo estruturalmente novo apresentam maior resistência às mudanças. As inovações de ruptura podem demorar décadas para serem aperfeiçoadas e somente serão largamente utilizadas quando tornarem os novos produtos, processos ou serviços conhecidos, acessíveis e produtores de maiores funcionalidades[2].

Como as metodologias ativas foram construídas em contraposição à pedagogia tradicional, podendo ser este movimento considerado de ruptura em relação às práticas educacionais hegemônicas e, em função desta característica, produziram e ainda seguem produzindo resistência. Como as metodologias ativas requerem mais recursos para tornar essa prática educativa acessível, o desafio de superar a tradição nesse campo continua presente, mesmo na vigência de expressivas transformações sociais e nas tecnologias de informação e de comunicação nesse início de século XXI.

Uma abordagem contra-hegemônica nas práticas pedagógicas

Como a prática educacional desenvolvida nas sociedades ocidentais antigas envolvia um professor-tutor e um ou poucos educandos, não existem estudos dessa época sobre estratégias e métodos pedagógicos. Supostamente, numa relação tão próxima, as interações favoreciam que os participantes se conhecessem melhor, o que possibilitava, embora sem garantia, uma maior interação professor-educando. Nesse contexto, a preparação daqueles que recebiam uma educação formal nas sociedades gregas e romanas valorizava o desenvolvimento do raciocínio lógico e da oratória, capacidades que, necessariamente, requereriam uma participação mais ativa do educando no processo de aprendizagem[1].

A pedagogia passou a ser um objeto de análise sistemática a partir do século XVII, em função de elementos de natureza política, da necessidade de organização dos educandos em grandes classes e do perfil esperado para os egressos dessa educação. Nesse sentido, a gestão de tempo, espaço e conteúdos escolares geraram um maior controle por parte dos docentes e uma atitude mais passiva e submissa do educando, visando disciplina, ordem e obediência como comportamentos valorizados pelos novos arranjos políticos e sociais das sociedades[1].

Os métodos de ensino, como prática de ordem e de controle para grandes grupos, construíram uma tradição pedagógica que, somente no final do século XVIII, passou a ser contestada no bojo dos movimentos renascentista, iluminista e racionalista. A partir desses movimentos, diversos autores criticaram negativamente tanto os conteúdos selecionados como os métodos utilizados pelas escolas[3].

Em 1762, Jean-Jacques Rousseau (1712-1778) publicou o livro *Emílio ou Da Educação*, cuja principal contribuição foi atribuir importância aos interesses dos educandos na ação educacional e descrever as especificidades existentes no período da infância[3-4]. Esse autor, considerado um dos mais expressivos filósofos iluministas, deslocou o centro do processo de aprendizagem do docente e dos conteúdos para as necessidades de aprendizagem dos educandos. Segundo Édouard Claparède (1873-1940), essa transferência pode ser considerada uma verdadeira revolução pedagógica, comparável àquela que Copérnico realizou na astronomia[5].

Se considerarmos o conceito de inovação de Christensen et al.[2], o deslocamento proposto por Rousseau pode ser entendido como uma inovação de ruptura, cujo tipo de inovação pode demorar para ser aperfeiçoada. De fato, as ideias de Rousseau só foram retomadas pelo movimento de renovação da educação, décadas depois.

Desde o final do século XIX, ideias e experiências educacionais fundamentadas pela valorização da ciência, da escola laica e pública para meninos e meninas, da utilização de conteúdos educacionais voltados às necessidades de aprendizagem e baseados no contexto dos educandos passaram a ser disseminadas em países da Europa e nos Estados Unidos. A criação de "jardins de infância"[6], de escolas que priorizavam maior tempo livre para os estudantes se ocuparem de seus interesses[5] e que incentivavam os educandos a se organizassem em autogestão e a incluírem sua perspectiva no processo avaliativo, de modo corresponsável pelo processo de aprendizagem[7] instituíram um movimento de renovação da educação.

Educadores alinhados a esse movimento, também chamado de escolanovismo, fundaram escolas ou criaram novos métodos educacionais orientados à descoberta e à pró-atividade dos educandos. São exemplos desses professores inovadores Cecil Reddie, em 1889, John Dewey, em 1894, Georg Kerchensteiner, em 1894, Maria Montessori, em 1900, Ovide Dècroly, em 1907, Alexander S. Neil, em 1921, e Roger Cousinet e Célestin Freinet, em 1925[8].

Com foco nas atividades e na resolução de problemas, John Dewey (1859-1962) considerou que as ideias deveriam ser instrumentos para a intervenção na realidade.

Nesse sentido, os professores deveriam apresentar os conteúdos no formato de desafios ou problemas a serem enfrentados pelos educandos[9]. Esse autor recomendou a utilização de cinco fases no processo de aprendizagem: (i) perplexidade frente a um problema; (ii) tentativa de interpretação; (iii) exploração e análise de componentes; (iv) refinamento e reelaboração de hipóteses; (v) aplicação na realidade[10].

Visando potencializar as interações e a construção de conhecimentos baseados nos saberes prévios dos estudantes e no desenvolvimento do raciocínio, ao invés da memorização, Cousinet e Freinet recomendaram a redução do número de estudantes por sala e/ou a utilização de pequenos grupos[7,11]. Freinet[7] inventou a imprensa na escola, a construção de textos livres e a correspondência escolar, construindo uma rede solidária de escolas na França e em Quebec, no Canadá.

Destacando o papel da afetividade, Henri Wallon (1879-1962) foi o primeiro educador a incluir, formalmente, a abordagem das emoções na sala de aula. Para esse autor, a dimensão afetiva ocupa um lugar central, tanto na construção do conhecimento como da identidade das pessoas[12].

Também, pela primeira vez, as representações que os educandos faziam do mundo foram consideradas relevantes para o processo de aprendizagem e narrativas reais ou imaginárias dos estudantes passaram a ser utilizadas no sentido de ampliar a aproximação dos conteúdos escolares ao seu modo de pensar e aos seus desejos e interesses[13].

Uma educação orientada à vida e à autoeducação, com equilíbrio entre liberdade e disciplina[14], fundamentada no trabalho em equipe[11] e na construção de projetos a partir de problemas reais[15] foram novidades que encantaram professores de vários países, inclusive no Brasil, o que resultou na publicação do Manifesto dos Pioneiros da Educação Nova, em 1932[16].

O perfil almejado para os educandos da "escola nova" contemplava a colaboração e cooperação entre participantes; o desenvolvimento do raciocínio e de capacidades para intervenção na realidade; e a pró-atividade, por meio do comprometimento no processo educacional. Assim, os novos métodos pedagógicos propostos pelos escolanovistas foram orientados aos conteúdos úteis para a prática cotidiana e a prática educacional passou, então, a incluir as dimensões afetiva e social no processo de aprender. As atividades, no contexto escolar, foram consideradas um melhor disparador para a aprendizagem do que os conteúdos abstratos[17]. Os professores e escolas seriam, então, responsáveis por favorecer e ampliar a compreensão desses sujeitos sobre a realidade e sobre o seu processo de aprender[18].

Mesmo com diferentes abordagens e métodos, a contraposição sistemática à pedagogia tradicional pode ser considerada um elemento comum às diversas iniciativas vinculadas à escola nova[1]. As inovações trazidas pelo movimento escolanovista persistiram de modo inconstante ou circunscrito a algumas iniciativas, sendo suplantadas pelo surgimento e disseminação do behaviorismo e do pensamento positivista na ciência.

A abordagem behaviorista na educação, alinhada à concepção de que a aprendizagem ocorre de fora para dentro, se contrapôs à pedagogia escolástica predominante até meados do século XIX, e também à centralidade do processo no educando. Com raízes na filosofia empirista de Aristóteles e Locke, assim como nos experimentos em laboratório realizados por Ivan Pavlov (1849-1936), a concepção behaviorista foi fortalecida pelo desenvolvimento científico que marcou o fim do século XIX e começo do XX[19].

Os principais formuladores do behaviorismo foram John B. Watson (1878-1958), Edward Thorndike (1874-1949) e Frederic Skinner (1904-1990). Utilizando a psicologia científica positivista e focalizando o comportamento observável e mensurável, o behaviorismo manteve-se hegemônico até a década de 1970, particularmente em função da: simplicidade e precisão metodológica; obtenção de resultados mensuráveis a partir do condicionamento do comportamento humano; e, finalmente, preservação de alguns dos valores tradicionais da prática pedagógica. Nas instituições responsáveis pela escolarização obrigatória, técnica e universitária, o predomínio do behaviorismo foi consideravelmente maior, comparado à pré-escola, que manteve diretrizes do movimento escolanovista[19].

Embora dominante por 50 anos e apesar de persistir na prática de vários professores que utilizam, por exemplo, a instrução programada, o behaviorismo sofreu muitas críticas negativas em função das limitações do condicionamento, via estímulo-resposta, do determinismo ambiental unilateral e do caráter mecanicista de suas teorias, que não se ocupavam dos processos de percepção, organização do conhecimento, linguagem, raciocínio e resolução de problemas[19].

Em contraposição ao behaviorismo, a emergência das ideias cognitivistas reativou a necessidade de mudanças nas práticas pedagógicas. Os principais formuladores do cognitivismo foram Ulrich G. Neisser (1928-2012), Herbert A. Simon (1916-2001), Allan Newell (1927-1992), George A. Miller (1920-2012), Noam Chomsky (1928-) e Jerome Bruner (1915-2016). Essa corrente da psicologia educacional reativou aspectos do movimento escolanovista por meio da reintrodução dos elementos subjetivos do processo de aprender, traduzidos nos conceitos de representação e de autorregulação[20].

O cognitivismo partiu do behaviorismo, em meados de 1970, com os trabalhos de Robert Gagné (1916-2002) e, progressivamente, foi dele se afastando, à medida que transferia o foco de investigação para os processos de aprendizagem ao invés dos comportamentos observáveis. Empregou a teoria de sistemas, das ciências da computação, da cibernética e da robótica para ampliar as explicações sobre a cognição humana e produziu investigações científicas sobre como o cérebro-mente interpreta, codifica e armazena informações. De modo abrangente, o cognitivismo pode ser entendido como uma teoria que postula que "a conduta humana não é redutível às respostas" a partir de estímulos[17] (p. 241).

A afirmação da aprendizagem como um processo de transformação da "informação que provém do ambiente, interpretando-a e construindo dela uma representação simbólica" é o ponto de convergência do cognitivismo com a concepção construtivista do ensino e da aprendizagem. Por sua vez, a concepção construtivista, a partir desse ponto em comum com o cognitivismo, ressignificou a centralidade do processo de aprendizagem, deslocando-o, desta vez, para a mediação que ocorre entre conteúdos e educandos[20].

Nesse contexto, a concepção construtivista do ensino e da aprendizagem foi concebida a partir de uma abordagem integradora de teorias, de modo orientado à utilização das explicações do fenômeno de aprendizagem na educação escolar. Fundamentalmente baseada nas principais teorias sobre o desenvolvimento humano, o construtivismo passou a "situar a educação escolar num contexto mais amplo" destacando a importância do contexto, das práticas e das experiências para o desenvolvimento humano[17] (p. 37).

O socioconstrutivismo, sob a perspectiva da mediação entre conteúdos e sujeitos que aprendem, dialoga com boa parte dos pressupostos valorizados pelo movimento escolanivista, reativando, assim, o uso das metodologias ativas. Como metodologias ativas de ensino-aprendizagem – MA podemos considerar um conjunto de tecnologias educacionais que proporcionam engajamento dos educandos no processo educacional[21-22], que integrem a reflexão dos educandos em relação ao que estão fazendo[21], ou ainda, que requeiram mais do que ouvir e tomar notas nas atividades escolares realizadas em "sala de aula"[23].

Desafios na utilização de metodologias ativas

Apesar dos avanços trazidos pelas pesquisas científicas que exploram a influência do contexto na construção de saberes, do papel da internet e da conectividade no acesso às informações e da globalização que atravessa as culturas, a prática pedagógica hegemônica segue produzindo: (i) passividade e baixa atitude crítica do estudante; (ii) hábitos de anotar e memorizar; (iii) pouco questionamento das fontes e informações; (iv) insuficiente aproximação com a prática; (v) preferência pela especulação teórica; (vi) individualismo e competitividade; (vii) imitação de padrões intelectuais de sociedades dominantes; e (viii) reprodução da realidade social, o que atende aos valores dominantes nas sociedades ocidentais contemporâneas[24].

Paralelamente, os desafios relacionados ao uso de metodologias ativas na educação podem ser atribuídos: à perda da identidade do professor como principal fonte de informação; ao suposto privilégio dos métodos em relação aos conteúdos; à elitização da escola em função dos investimentos necessários na relação docente/educando e nos recursos educacionais para as atividades em pequeno grupo e acesso às fontes de informação; à necessidade de pró-atividade e engajamento dos educandos; e à tecnificação na seleção dos conteúdos, particularmente nas iniciativas voltadas à formação técnica e profissional. Desse conjunto de desafios, Libâneo[25] e Saviani[26] consideram dois principais: tornar acessíveis as tecnologias para a aprendizagem ativa e utilizar uma abordagem crítica na problematização dos conteúdos selecionados pelos professores e escolas.

Além desses desafios, outros fatores mantêm a polêmica em relação ao uso de métodos tradicionais e ativos: a necessidade de se trabalhar com grandes classes de educandos e as limitações dos métodos de investigação de resultados da aprendizagem nos estudos comparativos entre os dois métodos. Destacam-se nessa polêmica os interesses relacionados ao custo das iniciativas educacionais e as contradições relativas ao perfil de competência desejado e, mais especificamente, às capacidades que desejamos desenvolver nos educandos.

No tocante aos métodos de avaliação de competência, os desafios na verificação de outras capacidades para além do domínio cognitivo ou de habilidades técnicas específicas acabam introduzindo limitações aos estudos comparativos entre modelos tradicionais e inovadores[27-29]. Além desse aspecto, a resposta insuficiente das instituições de ensino em relação às necessidades de investimento em infraestrutura e recursos educacionais e de reflexão dos professores sobre suas práticas dificulta a produção de novos saberes necessários à produção e aperfeiçoamento de inovações.

Considerando que em cada contexto específico esses elementos acabam assumindo diferentes pesos na produção das práticas educacionais, cabe aos agentes envolvidos nos contextos singulares, analisarem criticamente as disputas de projetos e a produção de alternativas e de evidências que permitam superar a força da tradição e acelerar o aperfeiçoamento da inovação, no sentido da melhor utilização das metodologias ativas de ensino-aprendizagem.

Metodologias ativas no ensino superior

Duas abordagens orientadas por problemas podem ser destacadas como iniciativas educacionais que passaram a utilizar metodologias ativas no ensino superior, no final da década de 1960. A aprendizagem baseada em problemas – ABP e a problematização, reativaram propostas educacionais voltadas às necessidades de aprendizagem dos educandos e de transformação das sociedades.

A ABP, com raízes no movimento escolanovista, foi inicialmente adotada no curso médico da Universidade McMaster, no Canadá, ao final dos anos 1960[30]. Progressivamente, foi sendo difundida pelos demais continentes, como uma alternativa à pedagogia tradicional e ao ensino fragmentado em disciplinas e com pouca integração entre a teoria e a prática profissional[31,32]. No Brasil, a ABP foi introduzida em 1993, na pós-graduação[33], e em 1997, na graduação[34], sendo essas duas iniciativas na área da saúde. Mesmo sem referências diretas ao escolanovismo, a ABP se alinha a esse movimento ao colocar as necessidades dos estudantes no centro do processo de aprendizagem, ao valorizar o desenvolvimento de capacidades voltadas à resolução de problemas ao invés da memorização de conteúdos e ao destacar o papel do docente como sendo de um mediador da aprendizagem. Essa deve ocorrer em pequenos grupos, ser orientada por problemas e fundamentada na análise crítica de informações e de fontes de informação[31,32].

A problematização tem múltiplas raízes. Se considerarmos a produção de conhecimento por meio da formulação de perguntas, as origens poderiam ser remetidas à Grécia antiga. Como método alternativo à pedagogia tradicional, destaca-se o Arco de Maguerez de 1960. Formulado por Charles Maguerez (1927-2003) para capacitar operários e técnicos, o arco partia da realidade como foco da reflexão e intervenção e a ela retornava como novo objeto de reflexão[25,35]. Também no início dos anos 1960, algumas universidades americanas passaram a utilizar um ensino baseado na investigação, chamado *inquiry based learning*. No Brasil, em 1963, Paulo Freire (1921-1997) elaborou um método para alfabetização de adultos, que também partia da realidade dos educandos. Esse autor utilizou o termo problematização para o desenvolvimento de uma consciência crítica no processo educacional[8,9]. Finalmente, no início dos anos 1980, Bordenave e Pereira[24] promoveram uma adaptação do Arco de Maguerez para o ensino superior, que passou a ser conhecida como Metodologia da Problematização – MP. Para tanto, incluíram no arco uma abordagem mais crítica e reflexiva e introduziram a utilização de problemas da realidade como disparador da aprendizagem[34].

Com relação a essas duas metodologias, utilizaremos cinco categorias para, sinteticamente, apontar as principais características que as aproximam e diferenciam: abrangência curricular; natureza do disparador; ênfase educacional; e papéis do docente e discente.

Com relação à abrangência, por se tratarem de abordagens interdisciplinares, ambas podem reorientar a organização curricular. Na ABP, há uma maior necessidade de articulação entre o processamento de problemas e outras atividades curriculares e recursos educacionais, tendo-se em vista o desenvolvimento de competência profissional, especialmente porque o processamento de problemas tem uma abordagem predominantemente cognitiva[35]. A MP, por outro lado, tem maior possibilidade de ser aplicada em atividades curriculares pontuais, uma vez que o recorte da realidade pode ser estabelecido a partir de uma determinada dimensão dos problemas identificados[36-38]. Cabe, entretanto, destacar que uma aplicação pontual ou isolada pode indicar uma dificuldade para a implantação de uma orientação interdisciplinar do currículo.

No tocante à natureza do disparador, "problema" é um conceito chave nos dois métodos. No método da ABP, o problema é formulado pelo docente, que apresenta fenômenos ou eventos da realidade envolvendo a prática profissional, da forma mais "neutra" e concreta possível[31]. Com base na valorização dos desafios elaborados pelo docente ou da experiência dos educandos, a utilização de problemas se alinha às diretrizes da pedagogia nova, que critica a exploração de temas abstratos e distantes do cotidiano dos educandos[39,40]. Na MP, o docente delimita um recorte ou aspecto da realidade a ser analisado e os educandos identificam problemas a partir da observação dessa realidade[24]. Ao incluir a perspectiva dos educandos na seleção dos conteúdos a serem processados, a MP busca considerar outras visões, que podem ou não coincidir com os valores hegemônicos.

No método da ABP, a ênfase educacional no processamento do problema é colocada na formulação de hipóteses explicativas dos fenômenos apresentados e na elaboração de questões orientadas aos hiatos de aprendizagem. Paralelamente, a ênfase na MP se dirige às hipóteses de solução e à intervenção na realidade. Assim, para além das capacidades investigativas de busca e de análise crítica de informações, que caracterizam o método científico nas duas metodologias, na MP, necessariamente, as intervenções na realidade representam o produto esperado. Ao retornar à realidade, há a necessidade de contextualizar os conhecimentos à singularidade da situação observada e à interação com outros sujeitos nela inseridos[36-38]. Nesse aspecto, a inclusão da perspectiva de outros sujeitos na MP, também necessariamente, deve ser levada em conta.

Como metodologias construtivistas, tanto na ABP como na MP, os educandos assumem um papel ativo no processamento do(s) problema(s) identificado(s). Assim, ambas requerem: engajamento dos educandos no processo educacional; articulação teoria-prática; desenvolvimento de raciocínio; ampliação da capacidade crítica para compreender fenômenos e eventos; colaboração e cooperação entre participantes.

Por outro lado, o papel do docente é distinto nos dois métodos. Na ABP, o docente é predominantemente um facilitador do processo ensino-aprendizagem e se concentra no desenvolvimento da capacidade dos educandos de aprender a aprender e a raciocinar criticamente, não requerendo que seja um especialista no tipo de problema processado[39]. Na MP, o docente é um especialista nas temáticas exploradas pelos educandos, tendo um papel ativo em todas as etapas do arco: apoiando, estimulando, complementando e corrigindo esquemas representativos relacionados ao levantamento de pontos-chave, à teorização, à formulação de hipóteses de solução e à intervenção na realidade[34]. Independentemente da metodologia em questão, uma docência distinta de uma atuação eminentemente problematizadora, tende a aproximar o docente de uma prática pedagógica tradicional.

Considerando os aspectos semelhantes e diferentes da ABP e MP, a proposta metodológica denominada "Espiral Construtivista" foi concebida como uma nova síntese tecida a parir dos referenciais do sociointeracionismo, da dialogia, do pensamento complexo e do método científico[41].

Desafios trazidos pela espiral construtivista

A espiral construtivista é uma metodologia educacional que visa favorecer o processo de ensino-aprendizagem, por meio da dialogia. Embora a aprendizagem na EC também seja disparada pela identificação de problemas, tanto em relação à natureza desses quanto ao processamento há elementos que a distinguem da ABP e MP. Esses elementos serão explorados mais adiante.

As ideias que originaram a EC foram desencadeadas pelos resultados de uma pesquisa sobre o processo de aprendizagem, num currículo de graduação baseado em problemas. Nessa investigação, frente a um conjunto de problemas, foram comparadas as questões elaboradas pelos estudantes e os objetivos de aprendizagem formulados pelos docentes. Os resultados apontaram uma maior articulação entre disciplinas e dimensões nas questões elaboradas pelos estudantes. Essa constatação possibilitou a concepção de uma proposta metodológica voltada a uma abordagem mais integradora dos saberes e do processo educacional, embora na investigação que originou a espiral construtivista esse método não tenha sido aprofundado[42].

A utilização de uma espiral para representar o processo educacional foi inspirada na dialogia que, como princípio, possibilita a articulação de diferentes pontos de vista, num metaponto de vista construído no diálogo de distintas perspectivas, inclusive aquelas, aparentemente, antagônicas. Assim, movimentos que ao mesmo tempo são complementares e antagônicos podem ser associados, como por exemplo: arte e ciência; objetivo e subjetivo; ordem e desordem. A espiral também traduz um processo aberto, em permanente movimentação e recursão organizacional.

A ideia de recursividade rompe com a relação linear de causa e efeito. Nesse sentido, passa-se a reconhecer movimentos auto-organizativos e autoprodutores, nos quais "produtos e efeitos são ao mesmo tempo causas e produtores do que os produz". Finalmente, o princípio hologramático possibilita que compreendamos que "o todo está nas partes" e as partes estão, igualmente, no todo[42] (p. 74). A articulação das ideias hologramáticas, de recursividade e os princípios da dialogia caracterizam o pensamento complexo. Esse, diferentemente do pensamento cartesiano – base do paradigma simplicador –, busca melhor compreender e enfrentar os fenômenos sociais que são produzidos nas inter-retroações entre homens, sociedades e planeta. O pensamento complexo considera a multidimensionalidade dos fenômenos em suas relações. Os homens, por exemplo, são considerados, ao mesmo tempo, biológicos, sociais e singulares. Além dessas múltiplas dimensões, quando pensamos segundo o paradigma da complexidade, nos abrimos às diferentes perspectivas e explicações sobre um mesmo fenômeno[42-43].

Com relação ao processo educacional, ao valorizarmos as diferentes explicações e perspectivas sobre uma determinada situação, trazemos a noção de situação e rompemos com as crenças relativas à existência de uma única "verdade" e à ideia de que quando relatamos um problema o fazemos de forma "neutra". O processamento de situações, nessa abordagem, se abre às incertezas, às dúvidas e às incompletudes inerentes à produção de conhecimentos.

Na mesma direção, o princípio da dialogia, aplicado às diferentes explicações sobre os fenômenos, busca a construção de um metaponto de vista e implica a inclusão e engajamento dos educandos nesse processo. O reconhecimento da legitimidade do outro na construção social dos saberes[44] e o resgate dos conhecimentos prévios de cada um como ponto de partida para a produção de novas associações promove condições favoráveis à aprendizagem.

Ao utilizarmos o processo de explicitação daquilo que os educandos já sabem ou conhecem como ponto de partida para a produção de aprendizagens, no sentido da identificação de uma síntese provisória, responde ao princípio da globalização defendido por Ovide Dècroly (1871-1932), em seu método global de alfabetização[45], e também por Paulo Freire (1921-1997), por meio das palavras geradoras[46]. De acordo com esses autores, a aprendizagem ocorre com base numa visão do todo para, na sequência, ser organizada em partes, por meio da análise. Nos processos tradicionais de alfabetização, a aprendizagem começa pela análise das partes, ou sílabas, para posteriormente serem construídos significados, ou sínteses.

Ao dispararmos a aprendizagem a partir da leitura de uma determinada situação e identificação de problemas, favorecemos a integração entre teoria e prática e colocamos as disciplinas como meio para melhor entendermos e vivermos no mundo e não como finalidade do processo educacional. Os problemas, além de promoverem pontes entre o ensino e a prática cotidiana, impregnam de sentido a aprendizagem por terem como base a atuação profissional e mobilizarem uma combinação de saberes, no sentido de uma melhor intervenção nas situações estudadas.

Nesse sentido, a utilização do termo situação-problema para caracterizar um determinado tipo de disparador utilizado na EC inclui as concepções de situação e de problema, provenientes do planejamento estratégico situacional. Segundo Matus[47], problemas são realidades insatisfatórias ou desafios que, na perspectiva do ator que os declara, devem ser enfrentados e modificados. Ao incluirmos diferentes interpretações sobre uma determinada situação, reconhecemos distintos modos de "ler" a realidade e essa abordagem amplia as explicações sobre a ocorrência dos problemas e as possibilidades de intervenção[46]. Por exemplo, a redução dos problemas de saúde à sua dimensão mais estruturada e tecnicista, que no caso poderia ser representada pela formulação de um diagnóstico clínico, igualmente reduz as explicações e o âmbito das intervenções, excluindo, nesse caso, as possibilidades de adesão de pacientes e famílias aos planos terapêuticos. Não se afirma aqui que a formulação do diagnóstico clínico não seja absolutamente necessária, mas é insuficiente para o enfrentamento da problemática do adoecimento e dos diferentes estilos e modos de viver a vida, determinados pelas condições socioeconômicas e padrões culturais dos grupos sociais aos quais pertencemos. Assim, a inclusão de outras perspectivas explicativas a uma dada situação amplia as possibilidades de compreensão dos fenômenos nela inseridos e, no caso de uma situação de saúde, de produção de intervenções que levam em conta as vivências, os riscos e as vulnerabilidades singulares, mesmo frente a um diagnóstico clínico comum.

Ao lado da valorização dos saberes prévios é imprescindível trabalharmos o desenvolvimento do pensamento científico. Se os saberes prévios representam a "experiência primeira" segundo Bachelard[48], a formação do espírito científico implica a abertura para resignificar essa experiência e para investigar o desconhecido, permitindo a convivência com dúvidas e incertezas. Somente o desenvolvimento de um raciocínio crítico e não dogmático pode possibilitar o exercício do método científico e a busca por melhores evidências, considerando-se a história do desenvolvimento científico e tecnológico da sociedade humana.

A partir do raciocínio crítico e reflexivo, a ciência opõe-se às explicações mágicas e às crenças, por meio da formulação de perguntas investigativas e da busca por evidências que testem as hipóteses elaboradas. As perguntas devem questionar tanto senso comum e os costumes como as leis gerais que tendem a bloquear as capacidades crítica e reflexiva. Dessa forma, a metodologia científica busca a construção de novos saberes e uma base cientificamente consistente para a produção de conhecimento, incluindo a verificação, análise, síntese e validação (prova lógica) de sistemas explicativos, que fundamentam a interpretação de fenômenos[48].

Embora a ciência venha produzindo expressiva elucidação e progresso para as sociedades humanas, seus atuais desafios estão em reconhecer os interesses que atuam nas produções científicas e romper a excessiva fragmentação disciplinar na geração de conhecimento. Para tanto, promover a religação dos saberes e ampliar a consciência ética na produção de novos saberes tem sido um indicativo para que se agregue o pensamento complexo ao pensamento científico[49].

Na direção de ampliar a exploração das interpretações subjetivas sobre o mundo no processo de aprendizagem, Jerome Bruner (1915-2016) passou a utilizar narrativas elaboradas pelos educandos. Por meio dessas narrativas, os sentidos atribuídos ao mundo pelos educandos, assim como uma parte dos conteúdos, por eles escolhidos, passam a ser incluídos, respectivamente, no processo de aprendizagem e no currículo[13]. O uso de narrativas teve um papel relevante na evolução das produções de Bruner[50] para uma psicologia cultural, que coloca ênfase na dimensão social na aprendizagem, como defendido pela teoria sociointeracionista de Vygotsky[51].

Para além das situações-problema, o uso de narrativas como disparador na EC visa potencializar o processo de aprendizagem tanto por inserir a perspectiva dos educandos na seleção de conteúdos curriculares como por fundamentar o processo educacional no reconhecimento de sentidos atribuídos às situações estudadas e na construção de novos significados pelos educandos. Essas narrativas podem retratar tanto uma observação da realidade, cujo recorte é definido segundo a intencionalidade educacional da atividade, como relatar, reflexivamente, uma vivência do educando.

No campo da saúde, essa vivência pode ser um atendimento realizado ou recebido ou a participação do educando em algum outro tipo de ação da prática profissional. Essa participação também pode ocorrer em situações simuladas da prática profissional. Independentemente do cenário real ou simulado, essas situações são disparadoras da aprendizagem por meio da EC, quer no formato de narrativas ou de produtos específicos de atendimentos clínicos, como histórias, exames e planos terapêuticos.

Considerando esse contexto, o exercício da dialogia e do pensamento complexo e científico trazem novos desafios para o professor e educandos que processam situações-problema por meio da EC. Para cada um dos movimentos da espiral, considerando-se a (i) identificação de problemas; (ii) formulação de explicações; (iii) elaboração de questões; (iv) busca de novas informações; (v) construção de novos significados; e (vi) avaliação de processo e produtos[40] as intencionalidades pretendidas precisam superar o apego ao método (Figura 6.1).

O primeiro desafio reside na organização do trabalho em pequenos grupos e no cuidado da ambiência. Grupos formados por cinco a dez educandos oferecem oportunidades suficientes de diversidade de perspectivas, de uso democrático da palavra e de atenção do professor aos processos grupais e singulares de aprendizagem. Além desses

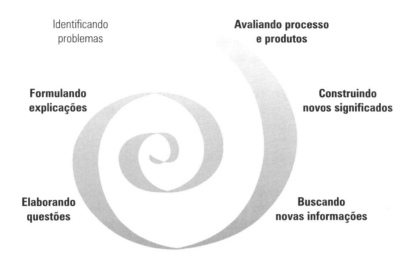

Figura 6.1 – Representação esquemática da espiral construtivista.
Fonte: Traduzido e adaptado de Lima[42] (p. 47).

aspectos, o desenvolvimento dos trabalhos em torno de uma mesa, a partir da qual todos consigam se ver, garante um sentido de horizontalidade e de construção coletiva, de modo atento para que as manifestações não verbais também sejam percebidas. A construção de pactos de convivência estabelece diretrizes para que o funcionamento do grupo seja constantemente avaliado e melhorado. Por fim, a construção de problemas que abordem situações relevantes da prática profissional e que tragam diferentes visões sobre os fenômenos envolvidos potencializa a utilização da espiral construtivista.

- Desafios do movimento "Identificando problemas"

O principal desafio nesse movimento reside na garantia de liberdade e respeito à expressão dos saberes prévios de todos os educandos envolvidos na atividade. Essa garantia promove a construção de um sentimento de pertencimento e de legitimidade em relação às diferenças existentes entre os participantes. Ao iniciarmos o processamento do disparador pelos conhecimentos que os educandos trazem em relação à situação, valorizamos esses saberes, independentemente do grau de consistência ou coerência. Essa explicitação, livre de medo de julgamentos, permite que trabalhemos num contexto voltado à aprendizagem significativa, cujo elemento mais relevante é o conhecimento prévio. O principal foco no desenvolvimento desse movimento refere-se ao cuidado de inclusão de cada educando e de suas perspectivas sem um pré-julgamento sobre a adequação ou pertinência dessa ou daquela visão em relação à situação-problema.

- Desafios do movimento: "Formulando explicações"

Após declararem e registrarem os problemas identificados, os educandos devem problematizar quais causas reconhecem como produtoras desses problemas. Explicitar porque os fenômenos identificados estão presentes na situação constitui a base para a formulação de hipóteses explicativas. Essas hipóteses indicam as racionalidades acionadas e que fundamentam uma determinada "leitura" da situação. Tornar consciente essas racionalidades visa a construção de uma postura crítica em relação a uma determinada situação, uma vez que os valores a ela atribuídos também devem ser objetos de diálogo e investigação.

O principal desafio desse movimento está voltado à inclusão de diferentes explicações em vez da tentativa de reduzir a complexidade da situação a uma única linha ou dimensão explicativa e ao exercício de formular uma hipótese. A intencionalidade educacional desse movimento é a de identificar diferentes explicações, no sentido de mapear "experiência primeira" de um determinado grupo de educandos apontando para as necessidades de aprendizagem.

Os educandos devem ser estimulados a explicarem porque pensam dessa ou de outra forma e também apoiarem a redação das hipóteses dos colegas, mesmo tendo uma explicação distinta. Para tanto, todas as explicações devem ser consideradas e registradas, reforçando o sentido de inclusão. Além desse esforço, o grupo de educandos pode ser estimulado a buscar outras explicações, para além daquelas prontamente ou rapidamente formuladas. Esse exercício promove o pensamento complexo e auxilia na elaboração das questões.

- Desafios do movimento: "Elaborando questões de aprendizagem"

O principal desafio desse movimento é o de construir questões de aprendizagem que representem as fronteiras de aprendizagem do grupo a partir dos saberes prévios identificados (problemas e explicações), de modo que os educandos se sintam fortemente comprometidos com a busca por novas informações para melhor entenderem e intervirem na situação-problema. A seleção e pactuação, pelo grupo, das questões consideradas mais potentes e significativas para o entendimento e enfrentamento dos problemas identificados, trazem foco e convergência no estudo individual dos estudantes, a ser posteriormente compartilhado.

- Desafios do movimento: "Buscando novas informações"

Os principais desafios desse movimento giram em torno da potencialização de capacidades dos educandos para acessarem bases remotas de dados, analisarem criticamente fontes e informações e ampliarem a consciência crítica sobre os fenômenos estudados e a produção do conhecimento.

- Desafios do movimento: "Construindo novos significados"

Considerando que a construção de novos significados é um produto do confronto entre os saberes prévios e as novas informações trazidas pelas pesquisas/buscas realizadas, a construção de novos sentidos não se restringe ao movimento de compartilhamento das novas informações. Esse movimento atravessa todo o processamento uma vez que se baseia na abertura para o desconhecido e, particularmente, para perspectivas diferentes das ideias e valores que costumamos utilizar com mais frequência. A base desse processo requer um espírito científico e uma postura inquieta frente as "verdades" provisórias e corajosa frente às dúvidas e incertezas. Todos os conteúdos compartilhados devem receber um tratamento de análise e crítica, devendo ser apreciadas as evidências apresentadas.

- Desafios do movimento: "Avaliando processo e produtos"

Os principais desafios da avaliação que também atravessam todo o processo é o de promover uma avaliação oportuna e que produza melhorias em processo. Nesse sentido, o tom deve ser respeitoso e problematizador, para que o grupo se fortaleça na autogestão, e a auto avaliação e as avaliações da participação de educandos e do professor devem ser qualificadas. Essa qualificação deve apontar sugestões para a melhoria de processos e produtos.

Uma inovação sempre provisória

Embora como humanos sejamos biologicamente preparados para aprender, a aprendizagem, para além dos domínios biologicamente determinados, é permanente e dialeticamente modulada pela experiência e interações dos homens no mundo[46]. Assim, a partir da nossa intencionalidade educacional, que busca alcançar um determinado perfil de educando para a sociedade, escolhemos conteúdos e métodos produzidos pela nossa cultura e deixados como legado às futuras gerações.

Para construirmos inovações na educação que superem a inércia gerada pela tradição, precisaremos tensionar intencionalidades e métodos e produzir evidências para que a tomada de decisões não seja resultado de modismos ou de aventuras. O sentido ético da prática pedagógica, o desenvolvimento de consciência crítica e de uma cidadania planetária precisariam ser considerados de modo norteador tanto para as nossas escolhas metodológicas quanto para a nossa prática como educadores. Os desafios trazidos pelas metodologias ativas e, em particular, pela EC, ainda requerem a produção de evidências que possam refletir e expressar as intencionalidades em resultados educacionais.

Referências

1. Gauthier C. Da pedagogia tradicional à pedagogia nova. In: Gauthier C, Tardif M. A pedagogia: teorias e prática da antiguidade aos nossos dias. Petrópolis, RJ: Vozes; 2010. p. 175-202.
2. Christensen CM, Horn MB, Johnson CW. Inovação na Sala de Aula: como a Inovação de Ruptura Muda a Forma de Aprender. Porto Alegre: Bookman; 2009.
3. Martineau S. Jean-Jacques Rousseau: O Copérnico da pedagogia. In: Gauthier C, Tardif M. A Pedagogia: Teorias e Prática da Antiguidade aos Nossos Dias. Petrópolis, RJ: Vozes; 2010. p. 149-172.
4. Rousseau J-J. Emilio ou da Educação. (4ª ed.) São Paulo: Martins Fontes; 2014.
5. Hameline D. Édouard Claparède. Recife: Fundação Joaquim Nabuco, Editora Massangana; 2010.
6. Arce A. Friedrich Froebel: o Pedagogo dos Jardins de Infância. Petrópolis: Vozes; 2002.
7. Frenet C. Pedagogia do Bom Senso. 7a ed. São Paulo: Martins Fontes; 2004.
8. Gauthier C, Tardif M. A Pedagogia: Teorias e Prática da Antiguidade aos Nossos Dias. Petropolis, RJ: Vozes; 2010.
9. Gadotti M. História das Ideias Pedagógicas. 6ª ed. São Paulo: Ática; 1998.

10. Dewey J. A Escola e a Sociedade; a Criança e o Currículo. Lisboa: Relógio d'Água Editores; 2002.
11. Cousinet R. A Formação do Educador e a Pedagogia da Aprendizagem. São Paulo: Editora Nacional/Editora da USP; 1974.
12. Galvão I. Henri Wallon: uma Concepção Dialética do Desenvolvimento Infantil. 23a ed. Petrópolis, PJ: Vozes; 2014.
13. Bruner J. Actos de Significado. Lisboa: Edições 70; 2008.
14. Ausubel D, Novak JD, Hanesian H. Psicologia Educacional. Rio de Janeiro: Interamericana; 1980.
15. Röhrs H. Maria Montessori. Recife: Fundação Joaquim Nabuco/Editora Massangana; 2010.
16. Pecore JL. From Kilpatrick's Project Method to Project-Based Learning. International Handbook of Progressive Education; 2015. p. 155-171 [Acesso em 14 de junho de 2017] Disponível em: https://ir.uwf.edu/islandora/object/uwf%3A22741
17. Azevedo F et al. Manifestos dos pioneiros da Educação Nova (1932) e dos educadores 1959. Recife: Fundação Joaquim Nabuco/Editora Massangana; 2010.
18. Salvador CC. Psicologia do Ensino. Porto Alegre: Artes Médicas Sul; 2000.
19. Bransford JD, Brown AL, Cocking RR (org). Como as pessoas aprendem: cérebro, mente, experiência e escolar. Editora Senac: São Paulo; 2007.
20. Desbiens JF. O behaviorismo e a abordagem científica do ensino. In: Gauthier C, Tardif M. A Pedagogia: Teorias e Prática da Antiguidade aos Nossos Dias. Petrópolis, RJ: Vozes; 2010. p. 369-394.
21. Bissonnette S, Richard M. O cognitivismo e suas implicações pedagógicas. In: Gauthier C, Tardif M. A Pedagogia: Teorias e Prática da Antiguidade aos Nossos Dias. Petrópolis, RJ: Vozes; 2010. p. 395-424.
22. Bonwell C, Eison JA. Active learning: creating excitement in the classroom. Washington DC: George Washington University; 1991.
23. Hannafian MJ, Land SM. The foundations and assumptions of technology-enhanced student-centered learning environments. Instructional Science 1997; 25: 167-202.
24. Felder R, Brent R. Learning by doing. Chemical Engineering Education 2003; 37(4), 282-283.
25. Bordenave JD, Pereira AM. Estratégias de ensino-aprendizagem. 22a ed. Petrópolis, RJ: Editora Vozes; 2001.
26. Libâneo JC. Democratização da Escola Pública: a Pedagogia Crítico-social dos Conteúdos. São Paulo: Loyola; 1998.
27. Saviani D. Escola e Democracia. 41a ed. Campinas, SP: Editora Autores Associados Ltda; 2009.
28. Vernon DTA, Blake RL. Does problem-based learning work? A meta-analysis of evaluative research. Acad Med 1993; 68(7): 550-63.
29. Colliver J. Effectiveness of problem-based learning curricula: research and theory. Acad Med 2000; 75(3):259-66.
30. Norman GR, Schmidt HG. Effectiveness of problem based learning curricula: theory, practice and paper darts. Med Educ 2000; 34(9):721-38.
31. Barrows HS, Tamblyn RM. Problem-based learning. New York: Springer Press; 1980.
32. Schmidt HG. Problem-based learning: rationale and description. Med Educ 1993; (17):11-6.
33. Mamede S. Aprendizagem baseada em problemas: características, processo e racionalidade. In: Mamede S & Penaforte J (org.) Aprendizagem baseada em problemas; anatomia de uma nova abordagem educacional. Fortaleza: Hucitec; 2001. p. 27-48.
34. Komatsu R, Zanolli MB, Lima VV. Aprendizagem baseada em problemas. In: Marcondes E & Gonçalves EL. Educação Médica. São Paulo: Sarvier; 1998. p. 223-237.

35. Berbel NAN. A Metodologia da Problematização com o Arco de Maguerez: uma Reflexão Teórico-epistemológica. Londrina: EDUEL; 2012.
36. Venturelli J. Educación Médica: nuevos enfoques, metas y métodos. Serie Paltex Salud y Sociedad 2000, no. 5. Washington, DC: OPS/OMS; 1997.
37. Berbel N.A. A problematização e a aprendizagem baseada em problemas: diferentes termos ou diferentes caminhos? Interface Comun Saúde Educ 1998; 2(2):139-154.
38. Cyrino EG & Toralles-Pereira ML. Trabalhando com estratégias de ensino-aprendizado por descoberta na área da saúde: a problematização e a aprendizagem baseada em problemas. Cad Saúde Pública 2004; (3):780-88, 2004.
39. Mitre SM, Siqueira-Batista R, Girardi-de-Mendonça JM, Moraes Pinto NM, Meireles CAB, Pinto-Porto C, et al. Metodologias ativas de ensino-aprendizagem na formação profissional em saúde: debates atuais. Cienc Saude Coletiva 2008; 13(2): 2133-44.
40. Branda LA. El aprendizaje basado en problemas: el resplendor tan brillante de otros tiempos. In: Araújo UF, Satre G (coord.). El Aprendizaje Basado en Problemas: una Nueva Perspectiva de la Enseñanza en la Universidad. España: Gedisa; 2008. p. 17-46.
41. Lima VV. Espiral construtivista: uma metodologia ativa de ensino-aprendizagem. Interface 2017; 21(61):421-34.
42. Lima VV. Learning issues raised by students during PBL tutorials compared to curriculum objectives [Master Degree]. Chicago: Department of Health Education. University of Illinois at Chicago; 2001.
43. Morin E. Introdução ao Pensamento Complexo. Porto Alegre: Sulina; 2007.
44. Morin E. Por uma reforma do pensamento. In: Pena-Veja A e Nascimento EP (org.). O Pensar Complexo: Edgar Morin e a Crise da Modernidade. Rio de Janeiro: Garamond; 1999.
45. Maturana H. Emoções e Linguagem na Educação e na Política. Belo Horizonte: Editora UFMG; 2005.
46. Dubreucq F. Jean-Ovide Dècroly. Recife: Massangana; 2010.
47. Freire P. Educação como Prática de Liberdade. 28ª ed. Rio de Janeiro: Paz e Terra; 2005.
48. Matus C. Política, Planejamento & Governo. Tomo I. Brasília: IPEA;1993.
49. Bachelard G. A Formação do Espírito Científico: Contribuição para uma Psicanálise do Conhecimento. 9a ed. Rio de Janeiro: Contraponto; 1996.
50. Morin E. Por uma reforma do pensamento. In: Pena-Vega & Nascimento E (org.). O Pensar Complexo: Edgar Morin e a Crise da Modernidade. Rio de Janeiro: Gramond; 1999. p.21-34.
51. Bruner J. Sobre a Teoria da Iinstrução. São Paulo: PH Editora; 2006.
52. Vygotsky LS. A Formação Social da Mente: o Desenvolvimento dos Processos Psicológicos Superiores. 6a ed. São Paulo: Martins Fontes; 1998.

Capítulo 7

Papéis do educando e do educador nas metodologias ativas

Everton Soeiro
José Maurício de Oliveira
Laura Maria César Schiesari
Marilda Siriani de Oliveira

*[...] claro que quando chegar ao fim do meu passeio saberei mais,
mas também é certo que saberei menos, precisamente por mais saber,
por outras palavras, a ver se me explico,
a consciência de saber mais conduz-me à consciência de saber pouco,
aliás, apetece perguntar, que é saber...*
(História do cerco de Lisboa. José Saramago, 1989)

■ O começo

Sócrates, cidadão grego do século IV a.C., dentre suas várias contribuições, desenvolveu uma estratégia de ensino na qual questões eram feitas aos seus discípulos, não para obter respostas específicas, mas para encorajar que o outro sujeito reconhecesse e desenvolvesse sua própria compreensão do mundo[1]. Esse filósofo inaugurou uma relação próxima entre mestre e discípulo, baseada num diálogo vivo e provocativo que, por meio de perguntas tais como: "o que é isso em que você acredita?", "o que é isso que você está dizendo?" buscava a tomada de consciência no sentido do autoconhecimento e da busca pela virtude para a vida.

A perspectiva socrática, baseada no processo de fazer perguntas ao invés de oferecer respostas, na recusa do recebimento passivo de conteúdos oferecidos e na valorização do percurso para se encontrar respostas, encontra ressonância em alguns elementos que caracterizam a abordagem construtivista ou sociointeracionista da educação. Desses elementos, destacamos o desenvolvimento das capacidades de reflexão e crítica como recursos para a transformação das práticas. Além disso, há nessa perspectiva um compromisso com a transformação dos próprios saberes e práticas.

No início do século XX, Vygotsky[2], o maior expoente da teoria sociointeracionista, afirmou que a formação e aprendizagem se dão por meio de relação dialética entre o sujeito e a sociedade ao seu redor, onde o que importa é a interação que cada pessoa estabelece com determinado ambiente, em uma experiência que constrói significado.

No formato tradicional das abordagens pedagógicas, o educador tem a responsabilidade de transmitir e garantir que o legado cultural da humanidade seja passado de geração a geração. Há um compromisso com a manutenção e reprodução dos valores da sociedade[3]. Nesse formato, o ensino é centrado no professor e marcado pela unidirecionalidade na relação com o estudante. Aqui não valeria introduzir a questão do poder?

Na pedagogia construtivista, o estudante é o centro do processo educacional e assume um papel ativo na busca e construção de novos conhecimentos. A adoção de metodologias ativas de ensino aprendizagem tem como alicerces as ideias de autonomia e responsabilidade na construção do saber, isto é, o desenvolvimento de novos conhecimentos deve ser governado pelos educandos. O autogerenciamento do processo de formação pressupõe o desenvolvimento da capacidade de aprender a aprender[4].

Delors[5], no Relatório Internacional sobre Educação para o século XXI, destaca que a educação deve se organizar em quatro pilares: aprender a conhecer ou adquirir os instrumentos da compreensão; aprender a fazer, para poder agir sobre o mundo em que se vive; aprender a conviver, isto é, participar e cooperar com os outros e, aprender a ser, que integra os três precedentes. Segundo Argyris[6], a capacidade de aprender a aprender vai além de detectar e corrigir erros, considerada como uma aprendizagem de circuito único. Ao incorporar o questionamento sobre "o quê" e "por que faz" e sobre os resultados obtidos frente aos propósitos desejados, estabelece-se uma aprendizagem de circuito duplo.

Para isso, o processo de aprendizagem deveria se basear no contexto real e complexo da vida e favorecer a reflexão crítica de forma a produzir novos significados que se conectem com a prática[3-4,7].

Reconhecemos que vivemos, por um lado, num mundo em constante e imprevisível mudança, e por outro, numa sociedade complexa. Nesse sentido, sentimo-nos desafiados a favorecer ao educando o desenvolvimento de capacidades para reconhecer problemas e buscar novos conhecimentos que gerem soluções inovadoras e criativas. A partir dessas considerações, desenvolvemos este capítulo com o propósito de explorarmos os papéis de educadores e educandos em iniciativas educacionais problematizadoras e voltadas à transformação da realidade.

Papéis do educador e do educando na perspectiva construtivista

As diferentes concepções de educação, desde as comprometidas com uma visão academicista e disciplinar até as que analisam o currículo como configurador da prática, como ponte entre teoria e prática[8], permitem a caracterização de espaços docentes muito variados, que vão desde aquele em que apenas se executam tarefas pré-determinadas, até aquele no qual a própria escola é entendida como estando em pleno processo de construção, num esforço de resgate da dimensão transformadora desse espaço.

Essa realidade traz implicações claras para a redefinição do lugar do docente, que enfrenta um contexto de transitoriedade do conhecimento e que, portanto, passa a ter que desempenhar um papel que se vincula não só ao domínio do conteúdo de sua disciplina, mas, fundamentalmente, à gestão do processo educativo com seus alunos, à preparação do aprender a aprender[9].

O educador, na perspectiva construtivista, caminha na senda epistemológica, buscando investigar como o conhecimento é produzido, por meio dos significados a ele atribuídos. Talvez, para falar sobre ele, fique mais claro falar sobre o que ele não é – um professor no sentido tradicional. Aquele professor que se relaciona com o aluno como alguém que só deve receber e reproduzir os ensinamentos transmitidos.

Diferente desse perfil, vamos aqui falar do professor educador, a partir da abordagem construtivista, tal como apresentada no segundo capítulo deste livro e, na qual, o educando é considerado como um sujeito que tem conhecimentos prévios e que constrói significados em contato com o mundo.

Como a produção de significados se constrói pela ação desse sujeito-educando em relações mediadas com o mundo, sua trajetória e contexto devem ser considerados pois o ambiente nos quais o educando produz seu saber tem intenso papel na construção de saberes e práticas. O educador é, assim, mais do que um transmissor de informações, que em vez de repassá-las, produz uma mediação entre educando-conteúdos, facilitando a aprendizagem. É possível dizer que o método pedagógico aqui destacado é a facilitação do processo de construção de significados e de autonomia do educando[3-4,7].

Como mediador, ele tem o papel de apoiar os processos de aprendizagem e de favorecer a construção do raciocínio crítico-reflexivo do educando. Ele é, antes de tudo, um apoiador do desenvolvimento do outro e, para tal, tem que ser capaz de compreendê-lo em sua trajetória singular. Esse encontro acontece quando há um legítimo interesse pelo outro[10] e quando se baseia nos princípios da educação significativa[11] para a qual, partindo dos saberes prévios dos educandos, explora conteúdos considerados potencialmente úteis para a vida, ou para o trabalho do educando.

Assim, o processo de aprendizagem deve ser iniciado por meio da identificação de necessidades de aprendizagem dos educandos frente a um conteúdo ou situação a ser estudada. O professor-educador, como mediador entre o sujeito e o objeto a ser apreendido, deve mostrar disponibilidade e abertura para problematizar e favorecer o reconhecimento de lacunas ou hiatos de aprendizagem dos envolvidos; deve promover a identificação de oportunidades de aprendizagem, levando em conta o contexto, as diferentes facilidades e dificuldades, e as necessidades de apoio individual ou coletivo, no que se refere ao processo de aprender a aprender. Ao apresentar disponibilidade e abertura para estabelecer relações dialógicas que permitam trazer à tona e valorizar saberes prévios das pessoas e grupos, o educador favorece que os participantes compartilhem suas visões, valores e os modos como compreendem o mundo e interpretam os fenômenos estudados[12].

Ao participar de ações educacionais, tanto presenciais como à distância, o educador deve favorecer que se processe uma educação significativa, apoiando a construção de conhecimentos que possam ser utilizados para a transformação da realidade dos educandos. Deve favorecer o desenvolvimento da capacidade de aprender a aprender ao longo da vida, promovendo a aprendizagem a partir da reflexão; estimulando a capacidade de investigação, de análise e síntese, apoiando a avaliação crítica das informações e fontes; utilizando e estimulando a troca de saberes e de experiências, no sentido de ampliar a leitura da realidade; participando da educação pelo exemplo, demonstrando persistência e sendo paciente em relação aos diferentes tempos de aprendizagem das pessoas[12].

As questões disparadoras da aprendizagem devem ter pertinência lógica e psicológica para a vida do educando. É central, nessa perspectiva, o papel do professor-educador como apoiador dos educandos na identificação de seu próprio processo de aprender, isto é, daquilo que favorece e dificulta sua aprendizagem[3-4,7].

Além desses aspectos, cabe destacarmos que a relação educador-educando e com grupos de educandos, envolve, necessariamente, a dimensão afetiva. Para Hanna

Arendt[13], "a educação é o ponto em que decidimos se amamos o mundo o bastante para assumirmos a responsabilidade por ele". O entendimento de que aprender é um ato emocional, faz com que o educando e educador estabeleçam uma relação que inclui afetos e emoções.

Nesse sentido, avalia processos educacionais, fazendo e recebendo críticas de modo ético e respeitoso; monitorando e avaliando processos e produtos resultantes das ações educacionais; construindo em conjunto com os educandos, planos de melhorias para o enfrentamento de desafios; e mostrando responsabilidade, compromisso e aperfeiçoamento no desempenho do seu papel como educador[12].

Com o propósito de sistematização, apresentamos uma adaptação das principais capacidades esperadas para o professos-educador[13], no sentido de reforçar as diferenças mais marcantes na sua atuação em relação à do professor-tradicional (Tabela 7.1).

Tabela 7.1 – Características do professor-educador

Facilitador	Favorece a construção do conhecimento por meio do uso de tecnologias educacionais que potencializam a identificação de saberes prévios no contato do sujeito com os conteúdos a serem aprendidos e com outros sujeitos, estimulando a formulação de perguntas, a busca por novas informações e a produção de novos significados. Promove a inclusão de ideias, favorecendo que o grupo amplie seu conhecimento
Mediador	Apoiador do processo de aprendizagem e do desenvolvimento do raciocínio crítico-reflexivo. Apoia os educandos na utilização de estratégias de aprendizagem. Estimula a produção de pontes entre os saberes e vivências do grupo e o mundo externo (teorias, técnicas, conceitos) ampliando o campo de indagações.
Apoiador	Ajuda o grupo a perceber e compreender os diversos aspectos e componentes do processo de aprendizagem. Estimula a busca do autoconhecimento e promove um clima positivo para a aprendizagem, inspirado na confiança individual e coletiva
Participante	Reconhece o saber dos educandos, estabelecendo relação sincera com o grupo e se importando com o que cada educando está vivenciando
Aprendiz	Faz parte do processo de aprendizagem, interagindo e estimulando a troca de experiências, histórias, vivências e reflexões trazidas pelos participantes, no sentido de também produzir novos significados para sua prática docente
Especialista-problematizador	Domina um conjunto de saberes que coloca à disposição do educando de uma forma problematizadora; produz a autoria de materiais educacionais e de planos de ensino de modo contextualizado e dialogado com as necessidades de aprendizagem dos educandos
Avaliador	Favorece os processos de autoavaliação e heteroavaliação por meio do domínio de tecnologias avaliativas que orientem a melhoria do próprio processo de aprendizagem e a construção de saberes e práticas baseadas em evidências, segundo o perfil de competência a ser desenvolvido

Fonte: Adaptado e modificado de Lima[12] e Souza[13]

Com relação ao papel educando na abordagem construtivista do processo ensino-aprendizagem, destacamos a proatividade e o engajamento nesse processo. Para tanto, os educandos devem apresentar suas explicações sobre os conteúdos ou situações exploradas, questionando-as, no sentido da abertura para a busca de outras explicações e a construção de novos significados. Em outras palavras, espera-se que o educando assuma um papel cada vez corresponsável na sua aprendizagem, abandonando a postura de um receptor passivo de conteúdos transmitidos pelos docentes[14].

A sistematização que realizamos para o papel do educando destaca os aspectos mais marcantes do perfil esperado para esses sujeitos no processo ensino-aprendizagem construtivista (Tabela 7.2).

Tabela 7.2 – Perfil do educando	
Proativo	Aberto, interessado e engajado em seu processo de aprendizagem
Crítico	Problematizador tanto em relação aos seus próprios saberes como em relação aos conhecimentos a serem aprendidos, no sentido da verificação de sua validade e produção
Reflexivo	Questionador em relação ao que está por trás de cada colocação ou provação. Usa estratégias para aprender a aprender, aprofundando e otimizando a aprendizagem
Solidário e respeitoso	Colaborador na interação com outros e na construção de um clima respeitoso e favorável à aprendizagem
Comprometido	Defensor da educação como meio para a construção de independência intelectual e autonomia. Corresponsável pelo seu processo de aprendizagem

- O processo ensino-aprendizagem e as ações educacionais

Ao focalizarmos a dinâmica do processo ensino-aprendizagem e da construção de conhecimento, podemos falar em forças de inércia e de mudança. Ao conduzirmos esse processo a partir de afirmações e verdades absolutas, do tipo "isto é assim" ou "faça assim" impedimos a abertura de diálogos para investigarmos aquilo que o educando já sabe, ou pensa que sabe, ou, ainda, faz. O educador deveria provocar, a partir daquilo que o educando sabe ou faz, o por que pensa ou faz desse modo, por meio de perguntas tais como: "explique mais sobre essa ideia" ou "como você construiu esse conceito" ou "por que fez assim". Esses questionamentos estimulam os educandos a reconhecerem suas hipóteses explicativas ou pressupostos que fundamentam suas ações e preferência, experimentando os limites e fragilidades da explicação produzida. Esse processo de problematização oferece a oportunidade que reconheçam as explicações que atribuem ao mundo, no sentido de buscarem se questionarem sobre a historicidade das racionalidades que utilizamos para negar ou justificar nossas preferências[10].

Assim, o contexto no qual instituímos uma iniciativa educacional, o perfil de competência almejado e, em especial, as necessidades educacionais dos educandos frente ao respectivo perfil deveriam ser determinantes na organização das atividades a serem desenvolvidas e na dinâmica do processo de aprender[12]. Nesse sentido, ampliaremos a exploração dos potenciais papéis que professores-educadores poderiam assumir em iniciativas educacionais construtivistas, destacando que o ponto comum que alinha os diferentes papéis deve ser o de orientar o processo de aprendizagem pela identificação de necessidades de aprendizagem dos educandos.

Nesse sentido, o exercício da docência nessa perspectiva pedagógica pode requerer que o educador atue em diferentes ações educacionais, combinando as características destacadas do professor-educador, conforme a atividade a ser desenvolvida: facilitador de pequeno grupo, facilitador de momentos de socialização; especialista e consultor; orientador de projetos de intervenção na realidade; orientador de TCC; e apoiador em encontros de portfólio.

No papel de facilitador de pequenos grupos de educandos, o educador é desafiado a desempenhar o papel mais emblemático, considerando-se o seu distanciamento da figura tradicional do docente. Na facilitação de pequenos grupos que utilizam metodologias ativas de ensino-aprendizagem, particularmente aquelas baseadas em problemas ou disparadas pela atuação dos educandos em situações simuladas, o educador deve, predominantemente, atuar como um mediador, apoiador e promotor de um ambiente favorável, estimulante e instigante da aprendizagem e da construção de conhecimentos baseados em evidências científicas, a partir de uma leitura ampliada dos fenômenos estudados. Sua participação vai desde auxiliar na constituição do grupo, para que se torne uma efetiva comunidade de aprendizagem e com ela estabelecer pactos de trabalho. Passa pela construção/escolha de disparadores potentes, com a identificação de sabres prévios, elaboração de hipóteses, formulação de questões de aprendizagem, busca qualificada de informações e construção de novos significados. Nos variados momentos do pequeno grupo, a prática docente deve estar voltada à garantia do espaço democrático de expressão, de escuta de inclusão e diálogo de diferentes ideias e valores.

No papel de facilitador de grandes grupos, em momentos de socialização das produções dos pequenos grupos de educandos, o educador cumpre o papel estimular e propiciar um ambiente favorável à troca de conhecimentos e à produção de uma nova síntese, a partir do compartilhamento de produtos. Deve auxiliar os participantes a trabalharem de maneira colaborativa, apoiando o melhor entendimento possível das orientações para o compartilhamento das produções dos pequenos grupos. Deve estimular os pactos para o uso do tempo disponível, garantindo o espaço de fala e escuta de ideia diferentes, principalmente oportunizando a reflexão e a mudança de patamar no entendimento dos fenômenos estudados.

Nos encontros de portfólio, na sua grande maioria realizados um a um; o educador tem a possibilidade de acompanhar e oferecer um apoio singular para que cada educando desenvolva uma reflexão sobre sua trajetória de aprendizagem. A relação educador-educando e a observação próxima do caminho singularmente percorrido, possibilita uma abordagem única e diferenciada em relação aos distintos processos de aprendizagem de um grupo de educandos. Nos encontros de portfólio, que representam um espaço para colocarmos luz nas facilidades, dificuldades, realizações e conquistas de cada educando, importa acompanhar o crescimento, o deslocamento em termos de conhecimento, habilidades e atitudes que conformam o perfil a ser alcançado, por meio de atitude respeitosa e ao mesmo tempo questionadora face aos diferentes percursos vivenciados.

O papel do especialista em programas que utilizam metodologias ativas abrange tanto a autoria como a consultoria nas ações educacionais. O docente especialista domina conteúdos específicos relacionados a um determinado programa e têm uma atuação relevante na organização das ações educacionais e produção de materiais nelas utilizados. Considerando-se que o processo de aprendizagem deve ser o resultado de sucessivas aproximações ao objeto, o papel dos especialistas é relevante na facilitação dessas aproximações, uma vez que dominam tanto os conteúdos como as melhores estratégias para organizar os conhecimentos de modo a favorecer seu rápido acesso e mobilização[15].

Desse modo, o papel desse profissional se inicia muito antes das ações educacionais com os participantes, uma vez que começa na construção do material utilizado nessas ações. O diferencial dessa atuação diz respeito ao caráter problematizador tanto na elaboração de materiais como na sua atuação como consultor-especialista na análise de produtos e trabalhos realizados pelos educandos. Um especialista-problematizador atua no sentido de promover uma "co-construção" do saber, respeitando os sabres prévios dos educandos e utilizando perguntas desafiadoras para promover a mudança do patamar de entendimento dos fenômenos e de intervenção na realidade. Nesse sentido, o especicialista-problematizador deve utilizar situações reais ou simuladas da prática, estimulando o pensamento crítico em relação à explicação dos fenômenos envolvidos e melhores possibilidades de intervenção, favorecendo a troca de saberes e a argumentação pautada em evidências científicas. Para tanto, deve acolher diferentes ideias, lidar com tranquilidade com o novo e o desconhecido. Mesmo nas situações nas quais se deseja que haja uma capacitação em relação a um determinado tipo de ferramenta ou tecnologia, espera-se que essa ação educacional e o papel do especialista seja desenvolvido de modo dialogado com o contexto e saberes prévios dos educandos, ensejando que os participantes possam reconhecer a importância e utilidade do conteúdo e que possam discutir ou experimentar uma aplicação, especialmente no contexto de sua prática profissional.

Certamente nessa era global e digital, a incorporação de tecnologias de informação e comunicação no processo ensino-aprendizagem irá requerer, de docentes e educandos, o desenvolvimento de capacidades específicas para o manejo de novas ferramentas, dispositivos e mídias. Embora a mediação da relação educador-educando por meio dessas tecnologias traga novos desafios[16], a abertura dos docentes em relação às inovações e sua prontidão e disponibilidade quanto às necessidades de aprendizagem dos educandos podem ser consideradas como o principal diferencial no papel do educador[17], numa abordagem construtivista da educação.

Algumas considerações

A título de uma conclusão, mesmo que provisória, cabe ao educador assegurar um ambiente no qual os alunos possam refletir sobre suas próprias ideias, aceitar a diversidade do grupo, desenvolver o respeito pelos outros e dialogar com as diferenças. Ao mesmo tempo, os educadores devem estimular os educandos a comparar suas ideias com o conhecimento científico aceito, reestruturando-as e aprimorando sua compreensão. Em outras palavras, a capacidade de análise dos educandos é aqui enriquecida de forma singular, dela resultando novo conhecimento construído ativamente pelo próprio educando, sujeito do seu aprender, dentro e fora dos muros da instituição de ensino, de modo a refletir sobre sua atuação na sociedade[4].

Apesar disso, os educandos podem vivenciar certa insegurança quando dos primeiros contatos com as metodologias ativas de aprendizagem, especialmente quando suas experiências anteriores foram produzidas em modelos tradicionais. Pode-se dizer que metodologias ativas, ao estimularem a autonomia dos indivíduos, requerem mudança de comportamento, maturidade e organização[18].

Nesse contexto, tornar-se educador em iniciativas educacionais segundo uma abordagem construtivista e que utilizam metodologias ativas requer exercitar continuamente diversas dimensões da prática educacional e papéis, considerando-se os diferentes propósitos das ações educacionais. Os aspectos de maior relevância nessas múltiplas atuações são a manutenção de um ambiente respeitoso, democrático e aberto às aprendizagens, reconhecendo conquistas e superando limitações. Esta postura requer coerência, eficiência e amorosidade na relação com os educandos, considerando-se os valores de uma educação emancipatória e promotora de cidadania[13]. Favorecer assim a expressão dos valores, sentimentos, desejos e reflexões dos educandos, potencializando a construção do conhecimento individual e coletivo, busca a produção de um movimento de inclusão, de tolerância da diversidade e de mudança e transformação social.

Finalmente, mesmo considerando a importância do educador no processo ensino-aprendizagem, cabe destacarmos que a responsabilidade final pela construção de novos significados é do educando[13], cabendo ao educador o estímulo e o acompanhamento desse processo educacional, de modo a torná-lo o mais potente, criativo, estimulante e desafiador.

Referências

1. Gadotti M. História das Ideias Pedagógicas. 6ªed.São Paulo: Ática; 1998.
2. Vygotsky L. A Formação Social da Mente: o Desenvolvimento dos Processos Psicológicos Superiores. 6ª edição. São Paulo: Editora Martins Fontes; 1998.
3. Corrêa AK, Santos RA, Souza MCBM et al. Metodologia problematizadora e suas implicações para a atuação docente: relato de experiência. Educação em Revista 2011; 27(3): 61-78.
4. Jófili Z. Piaget, Vygotsky, Freire e a construção do conhecimento na escola. Educação: Teorias e Práticas; 2002. [Acesso em 14 de junho de 2017] Disponível em http://docplayer.com.br/6693313-Educacao-teorias-e-praticas-piaget-vygotsky-freire-e-a-construcao-do-conhecimento-na-escola-1.html
5. Delors J et al. Um Tesouro a Descobrir, Relatório para a Unesco da Comissão Internacional sobre Educação para o século XXI; 1999.
6. Argyris C. On Organizational Learning. Cambridge, MA: Blackwell;1992.
7. Cyrino EG, Toralles-Pereira ML. Estratégias de ensino-aprendizado por descoberta na área da saúde. Cad. Saúde Pública 2004; 20(3):780-788.
8. Sacristan JG. El Curriculum: una Reflexión sobre la Práctica. Ediciones Morata. Madrid; 1991.
9. Ribeiro ECO. O trabalho docente em transformação. In: O trabalho docente em transformação: bases para conformação de um programa de desenvolvimento docente na medicina. Anais do VI Congresso Brasileiro de Saúde Coletiva. Bahia, agosto; 2000.
10. Maturana H. Emoções e Linguagem na Educação e na Política. Belo Horizonte: Editora UFMG; 2005.
11. Ausubel D, Novak JD, Hanesian H. Psicologia Educacional. Rio de Janeiro: Interamericana; 1980.

12. Lima VV, Padilha RQ, Oliveira MS, Pereira SMSF. Processos Educacionais na Saúde: Aperfeiçoamento com Ênfase na Facilitação de Metodologias Ativas de Ensino-Aprendizagem. São Paulo: Ministério da Saúde; Instituto Sírio-Libanês de Ensino e Pesquisa; 2015.
13. Arendt H. A Condição Humana. Rio de Janeiro: Forense; 1989.
14. Souza RP. O papel do facilitador em processos de desenvolvimento social. [Acesso em 23/10/2015] Disponível em: http://www.fonte.org.br/node/150
15. Hoffmann LMA, Koifman L. O olhar supervisivo na perspectiva da ativação de processos de mudança. Physis Revista de Saúde Coletiva 2013; 23(2): 573-587.
16. Bransford JD, Brown AL, Cocking RR (org.). Como as Pessoas Aprendem: Cérebro, Mente, Experiência e Escola. São Paulo: Editora Senac; 2007.
17. Santos, EM, Oliveira Neto JD. Evasão na educação a distancia: identificando causas e propondo estratégias de prevenção. Revista Científica de Educação a Distância 2009; 2(2):1-28.
18. Fundação Oswaldo Cruz (Fiocruz). Relatório Final do Curso de Especialização em Ativação de Processos de Mudança. Brasília, Rio de Janeiro: Ministério da Saúde, Fiocruz; 2007.
19. Marin MJS, Lima EFG, Paviotti AB, Matsuyama DT, Silva LKD, Gonzalez C, Druzian S, Ilias M. Aspectos das fortalezas e fragilidades no uso das metodologias ativas de aprendizagem. Revista Brasileira de Educação Médica 2010; 34 (1):13–20.

Capítulo 8

Simulação da prática: estratégias e métodos em cenários protegidos

José Maurício de Oliveira
Eliana Claudia de Otero Ribeiro
Everton Soeiro
Leila Ramos

Breve histórico

Nas ultimas décadas a simulação tornou-se uma estratégia educacional muito utilizada, entretanto seu uso é antigo. Ela surge inicialmente no campo militar nas tentativas de reproduzir os movimentos realizados nas batalhas por meio da criação de jogos de guerra, dos quais há registros na China e na Índia datados de 3.000 a.C.

Sua incorporação no campo da educação em saúde é recente, ganhando relevância nos últimos 50 anos como ferramenta para ensino da prática clinica e cirúrgica, período em que a educação das profissões de saúde passou a valorizar o desenvolvimento de habilidades clínicas e de comunicação com pacientes, familiares e equipes, e não apenas a oferta de informações[1].

A ampliação do uso da simulação é também uma decorrência do desenvolvimento e barateamento de dispositivos virtuais e de modelos de corpo humano e da busca de maior segurança no treinamento de graduandos e pós-graduandos, favorecendo a criação de ferramentas que simulam situações complexas ou críticas em suportes livres de risco para os educandos e, sobretudo, para os pacientes.

Conceitos e tipos

A simulação pode ser conceituada como uma técnica de substituir ou amplificar experiências reais por meio de um análogo de situação e/ou dispositivos físicos (equipamentos) ou virtuais (software), empregada especialmente com a finalidade de estudo e capacitação de pessoas[2].

Na área da educação em saúde, considera-se o simulador como uma representação parcial ou total de situações análogas às condições de cuidado ou de gestão do cuidado, a reprodução de partes ou do todo do corpo humano até sofisticados dispositivos virtuais ou físicos (manequins) de eventos clínicos e de funcionamento de sistemas fisiológicos, buscando evidenciar alguns dos seus aspectos essenciais e, com isso, favorecer a compreensão e a ação em condições reais. A simulação inclui, também, o uso de pessoas treinadas para desempenhar o papel de pacientes em situações de ensino-aprendizagem, os chamados pacientes simulados. Particularmente na literatura relativa à educação médica, esse conceito foi por algum tempo diferenciado do "standardised patient", pessoa treinada para retratar um mesmo problema de modo padrão para diversos alunos[3].

A simulação pode contemplar contextos que envolvem cenários com participação de vários atores sempre que a intencionalidade educacional incluir o diálogo e/ou mediação entre perspectivas e interesses diversos. Podemos citar como exemplo a simulação de uma mesa de negociação que envolve aspectos técnicos e políticos, e em que a decisão é orientada pelo interesse social em uma instância de discussão, negociação e pactuação que pode envolver familiares de pacientes, Ministério Público, Conselho Municipal de saúde, Vigilância Sanitária, Assistência e representante das instâncias de regulação.

Modelos físicos de todo ou de parte do corpo humano vêm sendo utilizados para estudos de anatomia, treinamento de exame físico, como exame pélvico ou retal, e para a aquisição de habilidades técnicas como punções vasculares, intubação orotraqueal e outros procedimentos invasivos e cirúrgicos, individualmente ou em equipe. Modelos mais sofisticados que utilizam recursos computacionais simulam certas reações fisiológicas como os batimentos cardíacos e podem responder a estímulos como manobras de ressuscitação cardiorrespiratória, entre outras.

Outro tipo de simulação utiliza sistemas computacionais que se baseiam na criação de ambientes virtuais em que o uso de sons e imagens permite a interação com pacientes com determinados agravos de saúde e, a depender das decisões tomadas, o simulador oferece desfechos compatíveis e suas consequências.

Os principais limites para a sua aplicação estão relacionados à necessidade de um planejamento sofisticado, à capacitação de docentes para a autoria de simulações de contextos complexos e aos custos decorrentes da produção[4].

■ Principais objetivos do uso de simulações da prática em processos educacionais

A simulação da prática em processos educacionais tem por objetivo aumentar a potência da aprendizagem, com várias vantagens apontadas no seu uso. A primeira grande vantagem é de caráter ético, decorrente da possibilidade de realizar desempenhos que em situações reais trariam riscos relevantes para outrem. Esse é o caso de simulação de voos, condutas em acidentes nucleares ou, no campo da saúde, procedimentos em pessoas sob cuidado.

A segunda vantagem se refere ao campo educacional, favorecendo a aprendizagem. A possibilidade de diversificação de contextos e destaque ou foco em algum aspecto específico que se deseja abordar, são elementos importantes quando se pretende assegurar que todos os estudantes vivenciem um conjunto previamente estruturado de experiências no processo de formação. A utilização de situações problema como disparadores de aprendizagem, elaboradas com esse objetivo a partir de contextos e problemas simulados, representa um bom exemplo.

Em alguns programas educacionais constroem-se bairros ou mesmo cidades simuladas, contemplando fatores essenciais para a compreensão do processo saúde doença em famílias de um determinado território, com vistas à utilização em momentos diversos do percurso curricular.

Outro benefício importante é a possibilidade de se refazer o processo tantas vezes quanto for necessário, atividade particularmente relevante quando a simulação envolve o domínio de habilidades psicomotoras. Mostra-se útil também para avaliar desempenhos, na medida em que oferece a oportunidade de controle dos aspectos envolvidos e de retorno ao estudante[5]. É um recurso valioso para processos avaliativos de certificação profissional que exigem alta confiabilidade e validade, assegurada pela observação por diferentes avaliadores de simulação gravada por meio de recursos audiovisuais[6].

Grande parte das simulações utilizadas no campo da educação em saúde não envolve o uso de tecnologia dura e pode ser enquadrada nas chamadas tecnologias de baixo custo como situações em texto (papel) e emprego de pacientes voluntários, atores ou de educandos em situação simulada.

A simulação e o processo de ensino aprendizagem

A utilização de ambientes simulados guarda coerência com os pressupostos que norteiam as diferentes abordagens pedagógicas. Currículos orientados por objetivos imprimem uma abordagem fragmentada e centrada no docente também no desenvolvimento das práticas de simulação[3]. Nesse tipo de atividade simulada, o retorno avaliativo da prática do estudante tem como referência uma resposta ideal, inicialmente demonstrada pelo professor ao educando que, na sequência, deve reproduzi-la. O retorno do docente objetiva corrigir e ajustar os desempenhos de cada educando segundo o padrão apresentado como a melhor resposta frente à situação simulada.

A perspectiva construtivista se baseia na ideia de que a construção do conhecimento ocorre por meio de uma relação dialética entre o sujeito e o contexto, sendo que essa interação promove uma experiência de aprendizagem que produz significados[7]. Assim, antes de demonstrar é necessário verificar, em ambiente simulado, aquilo que cada educando já sabe fazer frente a uma determinada situação. Essa interação entre educando e a situação simulada favorece o engajamento e a mobilização de capacidades preexistentes. Sob essa perspectiva, a avaliação dos desempenhos realizados pelos educandos, suas facilidades e dificuldades, devem estimular e orientar a busca por novos conhecimentos, habilidades e atitudes. Considerando-se que o principal foco das simulações clínicas se concentra na atenção à saúde de pessoas, o processo reflexivo sobre a prática simulada deve problematizar como o educando considerou o paciente e seus problemas naquele contexto singular e, em vista disso, como desenvolveu o raciocínio clínico-epidemiológico para formular e investigar hipóteses diagnósticas e encaminhar sua conduta. A possibilidade de o paciente simulado participar, inicialmente, do retorno avaliativo, nesse contexto, é essencial para que a mediação entre os sujeitos do cuidado e seus valores, expectativas e emoções possam emergir.

Como na educação construtivista as necessidades de aprendizagem do educando no processo de aprendizagem têm papel central, a criação e utilização de estratégias de aprendizagem que ampliem o protagonismo e propiciem o engajamento têm grande relevância. Assim, a utilização de situações e cenários prevalentes da prática profissional traduzem o sentido de oportunidade e relevância dessas experiências de aprendizagem. Nesse sentido, a simulação, utilizada de modo a revelar os conhecimentos, habilidades e valores prévios dos educandos e a estimular a reflexão sobre a ação, permite a construção de questões de aprendizagem, a busca por informações e a construção de novas e bem fundamentadas capacidades[8]. Além disso, é sabido que o conhecimento memorizado sem articulação com elementos da vida dos educandos gera uma memória de curto prazo, que rapidamente é esquecida. Por outro lado, os conhecimentos que guardam relação com situações significativas da prática têm maiores chances de promover uma retenção mais duradoura, podendo ser mobilizados com mais facilidade[9].

As simulações que se aproximam da realidade profissional possibilitam a construção de pontes com o mundo do trabalho e favorecem a percepção de que o erro, em ambientes protegidos, é insumo de aprendizagem e não precisa ser evitado[10]. Nessa perspectiva, a articulação entre atividades educacionais que utilizam simulações com outras que propiciam a inserção de educandos em cenários reais ou autênticos favorece a construção de pontes entre simulação e realidade.

Apesar da possibilidade de construção dessas pontes, devemos destacar que alguns participantes apresentam maior dificuldade do que outros para abstrair e não se fixar nos aspectos que "informam" tratar-se de um caso simulado. Nesse sentido, para que a simulação possa ser utilizada em seu maior potencial educacional, é necessário que haja um "contrato de ficção", segundo as palavras de Iglesias[6], de tal modo que os participantes possam imergir numa experiência crível e "verdadeira", num contexto de confiança e segurança. A dimensão de "verdade" das simulações é atribuída à interação realizada entre educando e objeto ou disparador de aprendizagem.

Disparadores de aprendizagem e modelagem das simulações

Em se tratando da capacitação ou formação de profissionais de saúde, o objeto das simulações deveria ser uma atividade de cuidado, quer com foco na área de atenção à saúde, gestão em saúde ou educação na saúde. Com relação aos disparadores, as simulações podem abordar simulações escritas (situações de papel) a serem discutidas e estudadas, dramatizações em vídeo ou outra mídia a serem problematizada, dramatizações com "atores" ou entre pares a serem vivenciadas e refletidas, criação de projetos de intervenção em cenário simulado, e atuações em simuladores virtuais, realidade aumentada ou manequins e modelos para treinamento de intervenções de cuidado, técnicas semiológicas e procedimentos clínicos e cirúrgicos específicos. Como cenários devem ser contemplados atendimentos pré-hospitalar e em domicílios, ambulatórios, hospitais ou outros equipamentos pertinentes à prática profissional e o meio ambiente. Podem focalizar situações de assistência, trabalho em equipe, educação em saúde e articulação entre serviços e intersetorial.

O planejamento das simulações deve ter como ponto de partida a definição das capacidades e desempenhos relacionados ao perfil de competência profissional frente aos problemas e desafios prevalentes na atuação profissional. A partir do perfil de competência, dos conteúdos selecionados e dos recursos a serem utilizados, deve-se buscar elementos que contextualizem as situações que permitam uma problematização ampliada sobre os potenciais fenômenos nelas envolvidos.

No tocante à simulação da prática clínica com "atores", Iglesias[6] destaca três etapas para a elaboração dos disparadores e o desenvolvimento da atividade. A primeira, corresponde ao processo de modelagem também chamado de "etapa de preparo", onde a intencionalidade educacional deve orientar o planejamento de processos, recursos materiais e humanos necessários. Aqui cabe chamarmos a atenção que as atividades não devem ser construídas somente com foco na verificação de capacidades psicomotoras, voltadas à execução de uma técnica ou tarefa. De modo ampliado e integrado, a situação deve estar devidamente contextualizada no mundo real, tal como comumente é encontrada, para possibilitar a exploração do raciocínio clínico e a interação do educando com o ator simulado (representação de uma situação real com recursos de atores – *Role Play*) ou das respostas do simulador frente as intervenções dos educandos[11]. O que aqui se destaca é que mesmo que o foco de uma simulação seja o desenvolvimento de um dado procedimento técnico, quanto mais conectado a um contexto, maior a chance de produzir uma aprendizagem significativa. Deve-se, portanto, buscar integrar as dimensões do cuidado e os aspectos do contexto de vida e do trabalho de pacientes, familiares ou responsáveis, bem como de favorecer o desenvolvimento articulado de capacidades cognitivas, afetivas e psicomotoras dos educandos no enfrentamento das situações simuladas. Destaca-se que algumas dessas dimensões podem não estar tão visíveis ou mesmo contempladas em casos reais, sendo que a simulação, por ser um disparador criado, possibilita explorar.

A segunda etapa, ainda segundo Iglesias[6], envolve três momentos. O primeiro, de acolhimento do estudante e apresentação da atividade, suas características e tempos de desenvolvimento. O segundo, de caráter experiencial propriamente dito, em que o estudante atua e se coloca em ação no contexto simulado. A terceira, de retorno avaliativo ou de *feedback*.

A literatura sobre o exercício do *feedback* nas práticas de ensino no campo da saúde é extensa[12-13] e seu detalhamento foge ao escopo desse texto. No entanto, a abordagem do *feedback* pode ser aqui ilustrativa no sentido de desvelar a intencionalidade pedagógica da simulação. Bokken[3] destaca em seu texto a ênfase dada ao *feedback* para as habilidades clinicas e de comunicação, enquanto apenas aproximadamente um quarto dos artigos incluídos em sua metanálise incluem uma devolutiva do paciente para o estudante.

McGaghie[14], em uma meta análise sobre a comparação de resultados entre métodos tradicionais de ensino e aqueles baseados em práticas simuladas, comenta o documento americano *Knowing what works in health care: a road map for the nation*, datado de 2008, sobre políticas de pesquisa sobre efetividade com foco nos resultados para o paciente. Dá destaque à falta de referência na referida política sobre a importância do papel de profissionais bem formados para melhorar a qualidade da intervenção clínica. Ao fazê-lo, parece arguir o próprio modelo tradicional de formação, cuja ênfase no comportamento objetivamente esperado tem como consequência a exclusão da dimensão subjetiva e do próprio contexto da ação clínica. Ao ressaltar o foco dado às alternativas terapêuticas, aponta a necessidade de que a pesquisa no campo da efetividade possa avançar na complexidade inerente ao cuidado. É dessa complexidade que devem nutrir-se as práticas de formação e, nelas, a simulação.

Nesse sentido, Bokken[3] defende a ideia de que a força e singularidade do *feedback* é também dada pela possibilidade de o paciente simulado poder espelhar e compartilhar como se sentiu sendo atendido pelo respectivo educando. Cabe ao docente, em um momento subsequente, favorecer a reflexão de modo que o educando possa reconhecer-se no ato clínico, nesse contexto singular. A abordagem sugerida parece reforçar a ideia da simulação sob a perspectiva da abordagem inextricável entre sujeitos da ação, suas capacidades e o contexto.

O papel do educador nas práticas em ambiente simulado, assim, não difere daquele vivenciado em outras atividades educacionais na abordagem construtivista. Deve estar aberto ao encontro com o educando, valorizar seus conhecimentos prévios, estimular o questionamento das explicações que possui sobre o contexto e apoiar as buscas por novos conhecimentos, podendo assumir o papel de mediador e/ou de especialista no uso das ferramentas e/ou dispositivos propostos na simulação.

Considerações finais

Em pleno século XXI, a utilização da simulação no campo da educação na saúde está em expansão. A discussão sobre a formação crítico reflexiva e humanística das profissões de saúde e o campo da segurança do cuidado continua em pauta e nela se insere a utilização de simulação na capacitação e formação de profissionais da saúde. Esta é uma estratégia em desenvolvimento que nos desafia – educadores e educandos – a nos manter atualizados, especialmente em relação ao desenvolvimento de recursos tecnológicos tanto para a aprendizagem como para a avaliação educacional.

Referências

1. Bradley P. The history of simulation in medical education and possible future directions. Med Educ 2006; 40:254-62.
2. Gaba DM. The future vision of simulation in healthcare. Qual Saf Health Care. 2004;13(1):2-10.
3. Bokken L et al. Feedback by simulated patients in undergraduate medical education: a systematic review of literature. Med Educ 2009; 43:202-10.
4. Varga CRR et al. Simulações da prática profissional. Rev Bras Educ Med 2009; 33(2):291-7.
5. Howley L.D. Performance assessment in medical education: where we've been and where we're going. J Educ Eval Health Prof. 2004; 27(3):285-303.
6. Iglesias AG, Pazin Fiho A. Emprego de simulações no ensino e na avaliação. Medicina 2015; 48(3):233-40.
7. Rego TC. Vygotsky: uma Perspectiva Histórico-Cultural da Educação. Rio de Janeiro: Vozes; 1995.
8. Perkins D. Technology meets constructivism: Do they make a marriage? In: Duffy, TM; Jonassen DH (eds.). Constructivism and the Technology of Instrution: a Conversation. NJ Lawrence Erlbaum; 1992.
9. Bransford JD, Brown AL, Cocking RR (org.). Como as pessoas aprendem: cérebro, mente, experiência e escolar. Editora Senac: São Paulo; 2007.
10. Lima VV. Processos educacionais na saúde: especialização com ênfase na facilitação de metodologias ativas de ensino-aprendizagem na gestão de emergências no SUS/ Instituto Sírio-Libanês de Ensino e Pesquisa; Ministério da Saúde; Conselho Nacional de Secretários de Saúde; Conselho Nacional de Secretarias Municipais de Saúde; Fundação Dom Cabral. São Paulo; 2013.
11. Martins JCA Mazzo A, Baptista RCN, Coutinho VRD, Godoy S, Mendes IAC, Trevisan MA. A experiência simulada no ensino de enfermagem: retrospectiva histórica. Acta Paul Enferm 2012; 25(4):619-25.
12. Barrows HS. An overview of uses of standardized patients for teaching and evaluating clinical skills. Acad Med 1993; 68(6):443-51.
13. Zeferino AMB, Domingues RCL, Amaral E. Feedback como estratégia de aprendizado no ensino médico. Rev Bras Educ Med 2007; 31(2):176-9.
14. McGaghie W, et al. Does simulated-based medical education with deliberate practice yield better results than traditional clinical education? A meta-analytic comparative review of evidence. Acad Med 2011; 86(6):706-11.

Capítulo 9

Problematização em cenários autênticos: intencionalidades e estratégias

Silvio Fernandes da Silva
Gilson Caleman
Altair Massaro

Características do eixo curricular baseado na problematização da realidade

O eixo curricular que tem como foco a problematização da realidade, com ênfase nas situações reais da prática profissional, tem como propósito o desenvolvimento de uma consciência crítica mais diretamente relacionada ao mundo do trabalho e voltada à transformação das práticas, que no nosso caso, se refere ao campo da saúde.

Visando situar a reflexão desenvolvida neste capítulo para detalhar a intencionalidade e as estratégias das atividades curriculares que desenvolvemos neste eixo, é oportuno discorrer rapidamente sobre como as inovações curriculares com uso de metodologias ativas na área da saúde tem sido utilizadas no Brasil, nessas últimas décadas.

Berbel[1], analisando experiências adotadas em cursos de medicina e enfermagem no Brasil inspiradas nas iniciativas das Universidades de MacMaster no Canadá e Maastricht na Holanda, caracteriza as principais diferenças dos dois métodos mais utilizados como metodologias ativas na área da saúde – a Aprendizagem Baseada em Problemas – ABP e a Problematização, defendendo a tese de que se tratam de caminhos metodológicos distintos. Segundo essa autora, a utilização de problemas como disparadores para analisar a realidade, apesar de ser um ponto comum às duas propostas, esses são processados segundo distintas abordagens. Na ABP, a formulação dos problemas é previamente construída por uma comissão de educadores e procura seguir uma sequência visando atender, na perspectiva dos formuladores, temas considerados essenciais e com um caráter de cientificidade. Na problematização, por outro lado, a identificação dos problemas fica a cargo dos educandos, a partir de seus próprios olhares sobre a realidade. "A realidade é problematizada pelos alunos. Não há restrições quanto aos aspectos incluídos na formulação dos problemas, já que são extraídos da realidade social dinâmica e complexa"[1] (p. 149).

Enquanto na ABP os objetivos cognitivos são previamente estabelecidos pelos especialistas curriculares e, não sendo atendidos, os disparadores de aprendizagem são substituídos, na problematização o protagonismo dos alunos é bem maior e não há controle total dos resultados. Nesta, o entendimento sobre as possíveis causas e determinantes dos problemas podem surpreender os professores e o próprio grupo de alunos que se dedicam à sua formulação. A produção de novos conhecimentos considera mais claramente a realidade e suas distintas representações.

Mitre[2], tendo como foco a análise da integração entre ensino e serviço de saúde, ressalta o potencial da metodologia ativa e desses dois dispositivos, ABP e problematização, como potentes ativadores de integração. Com relação à problematização, também atribui a essa concepção pedagógica um papel importante no "aumento da capacidade discente em participar como agente de transformação social, durante o processo de detecção de problemas reais e de busca por soluções originais" (p. 2139).

A problematização e intervenção na realidade pelo educando pressupõe considerar de que ponto de vista cada um olha para o mundo e sua realidade, e como os compreende. Indagações sobre o mundo, a natureza, o sentido das coisas e a realidade nos acompanham desde os primórdios do desenvolvimento do pensamento filosófico. Nesse debate, Imanuel Kant afirma que a realidade depende do sujeito do conhecimento, não pode ser conhecida em si mesma, se não pela razão subjetiva daquele que conhece[3].

Esta posição kantiana será defendida ou refutada, em parte ou totalmente, por vários pensadores modernos e pós-modernos, desde Hegel, passando pela fenomenologia de Edmund Husserl e a Escola de Frankfurt, até a corrente estruturalista da década de 1960. De todo modo, para todas as escolas de pensamento, de uma maneira ou de outra, o entendimento da realidade que nos cerca e, inclusive de nós mesmos, depende do sujeito que quer conhecer, "assim, a razão, além de ser o critério para avaliar os conhecimentos, é também um instrumento crítico para compreendermos as circunstâncias em que vivemos, para modificá-las ou melhorá-las"[3] (p. 86).

O conhecimento da realidade, portanto, é produto da maneira com que o homem vê seu mundo, do modo como, a partir do que já conhece, é capaz de avaliar e problematizar sua realidade. Assim, a problematização do mundo produz mais conhecimento deste e, consequentemente, também produz os meios pelos quais se pode intervir nesta mesma realidade. Deste ponto de vista, a pedagogia pode ser considerada como o estímulo e a provocação para o deslocamento de cada sujeito, no sentido de, a partir do processo de reflexão sobre o mundo e sobre suas práticas, problematizar a realidade, desenvolvendo modos de nela intervir, toda vez que se fizer necessário.

Quanto às racionalidades dos sujeitos em sua interpretação da realidade, Chauí[3] (p. 78) destaca que para Kant, o conhecimento racional "é a síntese que a razão realiza entre uma forma universal inata e um conteúdo particular oferecido pela experiência". Assim, a forma da sensibilidade nos permite perceber conteúdos, organizados no tempo e no espaço (estes também formas, *a priori*, da sensibilidade, sem os quais não haveria percepção); essas percepções por sua vez, são organizadas pelo entendimento que as transforma em conhecimentos intelectuais ou em conceitos.

A percepção de que a análise da realidade depende do sujeito que a realiza e, portanto, resulta múltiplas interpretações, também está presente no pensamento de Carlos Matus quando esse autor apresenta seu método de planejamento estratégico situacional – PES[4].

Considerando essa contextualização, caracterizamos o eixo curricular de problematização da realidade, objeto deste capítulo, destacando alguns de seus elementos constituintes. Um aspecto inicial que gostaríamos de ressaltar é relativo, especialmente, ao protagonismo do educando na leitura da realidade. Nesse eixo, os educandos têm um protagonismo importante não apenas porque têm um papel mais relevante na formulação dos problemas, mas também porque o processo educacional está diretamente associado aos cenários de prática e ao mundo do trabalho nos quais se inserem. Os disparadores de aprendizagem são construídos a partir de narrativas e relatos de experiências vivenciadas por eles, em seus processos de trabalho e o foco é colocado na ampliação de capacidades para interpretar os fenômenos encontrados nos cenários autênticos.

Esses aspectos podem ser mais bem compreendidos quando analisamos a agenda educacional e as atividades curriculares que agrupamos nesse eixo, por explorarem contextos e cenários reais do trabalho. Duas dimensões educacionais se destacam. A primeira diz respeito às ações educacionais que estimulam um diálogo entre o conjunto das aprendizagens construídas e sua aplicação para transformação da realidade. Nessa dimensão há uma interface direta entre as vivências educacionais do eixo simulado e a realidade. Por exemplo, imaginemos que, em determinado momento os educandos estejam procurando compreender o contexto de um cenário fictício suscitado por disparadores educacionais que o utilizam. Eles devem refletir e problematizar aspectos do cenário simulado em um processo de abstração no qual se inserem como sujeitos imaginários. Em outro momento, no qual as ações educacionais têm não mais os cenários fictícios e sim os de prática como objeto, as aprendizagens realizadas nos cenários simulados são mais facilmente ressignificados, de modo a favorecer a associação entre "mundo fictício" construído com propósitos educacionais e o "mundo real", em cenários autênticos vivenciados pelos educandos. O nível taxonômico da aprendizagem amplia-se e a cognição passa a ter maior possibilidade de aplicabilidade em situações concretas. Ou seja, os conhecimentos e capacidades desenvolvidos a partir de cenários fictícios encontram pontes e diálogos com os desafios dos cenários reais.

Outro elemento constitutivo do eixo curricular de prática profissional, mais estruturado que o anterior e mais diretamente relacionado ao escopo desse capítulo, diz respeito à elaboração de projetos de intervenção em realidades concretas, considerando-se as leituras de realidades realizadas e os desejos de mudança em relação a essa realidade. Particularmente no nosso caso, colocamos a melhoria da qualidade dos sistemas de saúde nas áreas de gestão, atenção e educação como uma representação máxima do nosso desejo de mudanças. Essa dimensão desafia os educandos a exercerem um papel que vai além do protagonismo no processo de ensino-aprendizagem e implica a atuação deles como agentes técnico-políticos implicados com as mudanças desejadas. Silva[5] (2014), analisando o impacto desses projetos de intervenção como contribuição para a implantação das redes de atenção à saúde no SUS, se refere à importância desse elemento, ao destacar que os educandos "ao assumirem o compromisso educacional de elaborar projetos de mudança nas regiões em que atuam profissionalmente, passam a ter algum grau de implicação com esses propósitos [sendo] denominados [...] atores implicados com mudanças" (p.168).

Dito de outro modo, os educandos passam de um estágio de relevância na formulação dos problemas, e em consequência de uma maior consciência dos mesmos, se reconhecendo em suas singularidades de sujeitos nos problemas escolhidos, para outro, em que se implicam como atores que se motivam para solucioná-los. Esse é um momento que coincide com a proposição, pelos educadores, de um caminho ou trajetória para a construção de propostas de intervenção; neste momento também são desenvolvidas atividades curriculares que visam construir capacidades para incorporar conceitos, dispositivos e ferramentas de planejamento para intervenção na realidade.

Com relação à trajetória, as atividades que desenvolvemos nesse eixo curricular têm como propósito ampliar as capacidades dos participantes para (i) leitura da realidade de modo a contemplar a complexidade dos processos sociais envolvidos em um determinado fenômeno; (ii) identificação de necessidades sociais de saúde; (iii) seleção e descrição/explicação do problema priorizado; e (iv) construção da intervenção, considerando recursos, prazos, orçamento e responsáveis.

O uso de projetos como recurso pedagógico para a construção do conhecimento não é uma iniciativa recente[6]. No final do século XIX, essa estratégia já era adotada. John Dewey é apontado como um dos precursores de uma nova escola que adotava esse recurso que possibilitava articular experiência e educação[7-8].

Essas práticas tiveram um reforço significativo, em 1994, com a instituição da Política Nacional de Educação Permanente em Saúde – PNEPS. Essa política ressalta a importância da aprendizagem no trabalho e de que o processo de aprendizagem faça sentido aos envolvidos, suscitando análises problematizadoras que incluam os modelos de gestão e atenção em saúde[9]. Em consequência, coerentemente com as reflexões aportadas em parágrafos anteriores, o objeto educacional se expande para além dos aspectos conceituais e da ressignificação das práticas dos sujeitos envolvidos, abrangendo também intervenções na realidade onde estão inseridos.

Desenvolvendo capacidades de planejamento em saúde para intervenção na realidade

Tendo como metas uma leitura ampliada da realidade, identificação de necessidades, priorização de problemas e proposição de intervenções, o eixo curricular da prática profissional deve contemplar ações que qualifiquem cada uma dessas etapas, atendendo as necessidades educacionais que não são, obviamente, homogêneas nos grupos de educandos. Por exemplo, para a leitura da realidade o mais relevante é que faça sentido para quem a faz, e, em se tratando da compreensão de modelos de gestão e atenção e da produção do cuidado em saúde, existe muita variabilidade. Ou seja, é de se supor, como afirma Silva[5] (p.169) que os educandos tenham "diferentes graus de compreensão (da realidade), desde bastante superficiais e simplificados até, no polo oposto, e em decorrência de incorporarem conhecimentos mais aprofundados, uma visão mais abrangente da complexa realidade da saúde regional".

Ao desenvolvermos atividades educacionais voltadas à leitura e à análise de uma determinada situação inicial e ao estimularmos os educandos a construírem propostas de mudanças trazemos o planejamento para o cotidiano do trabalho em saúde, promovendo o uso de ferramentas de gestão voltadas à intervenção na área da saúde.

O planejamento pode ser considerado uma das quatro funções interativas da administração, que são planejar, organizar, executar e controlar[10]. Planejar é uma função tão antiga quanto o próprio homem, sendo razoável supor que elaborar planos faz parte da essência da natureza humana. Basicamente, é uma função que diz respeito ao pensar antes de agir. Como um campo de conhecimento mais sistematizado na área da saúde, no entanto, é bem mais recente e, na América Latina, segundo Chorny[11], passou por três fases distintas, denominadas normativa, estratégica e do pensamento estratégico aplicado ao planejamento.

A fase normativa privilegia o racionalismo e a cientificidade e o planejador se coloca de modo independente e alheio ao todo social. Não se reconhece o conflito ou, mesmo que o reconheça, não considera a possibilidade de que ele interfira no processo de planejamento. Essa fase teve forte influência do método CENDES/OPAS, em 1962, que tinha a busca da eficiência na aplicação dos recursos públicos como objetivo central.

A estratégica, fortemente desenvolvida na década de 1970, representa um rompimento com a fase anterior, por meio do deslocamento do planejamento em saúde do domínio da economia e da racionalidade científica, própria das ciências físicas e naturais, para o campo das ciências sociais e políticas. A publicação do documento *Formulación de Políticas de Salud*[12] foi um marco importante nessa ruptura, pela crítica que os autores fazem ao planejamento tradicional e aos planos normativos. Nessa fase, conflitos no sistema social são reconhecidos e destaca-se a importância de se levar em conta a existência e o posicionamento de outros atores, além daquele que planeja, na elaboração de propostas de mudança. O planejamento passa a utilizar-se de conceitos como "imagem-objetivo", "estratégias" e "planos estratégicos" e a considerar a influência dos contextos social, político e econômico.

A terceira – do pensamento estratégico aplicado ao planejamento – é considerada uma derivação da fase anterior, sendo mantido o paradigma estratégico inaugurado com aquela, e tendo proeminência de três enfoques: o pensamento estratégico de Mario Testa; o planejamento situacional de Carlos Matus e o enfoque estratégico da Escola de Medelin[13].

Para Mario Testa, é a partir do estudo do poder que pode ser compreendida a estratégia; coloca em discussão o planejamento, ou seja, "o que fazer", vinculado à análise do poder e da estrutura social e, nesse sentido, sua proposta é mais de intervenção do que da criação de uma metodologia. Matus, por sua vez, embora considere os aspectos estruturais e políticos, ocupa-se, fundamentalmente, com o desenvolvimento de um método, procurando dar racionalidade ao processo decisório. A Escola de Medelin tem orientação ainda mais pragmática, estando predominantemente preocupada em aplicar métodos e técnicas[13].

Considerando a forte presença e uso do planejamento estratégico no setor público no Brasil, abordaremos alguns conceitos que utilizamos como marcos referenciais ao problematizarmos situações em cenários reais.

A trilogia PES/ZOPP/MAPP

O Planejamento Estratégico Situacional – PES é considerado por Matus um método mais complexo e mais apropriado para os níveis centrais de governo[4,14]. O conceito de situação é um dos principais enfoques teóricos do método. Nele, os diferentes atores sociais, em função de suas lutas e interações com outros atores numa determinada realidade social denominada jogo social, procuram explicar a situação encontrada e o fazem a partir de suas perspectivas sendo, portanto, explicações situacionais. A concepção de múltiplas explicações, a depender da forma como os atores estão inseridos em uma determinada realidade, concorre com a ideia de um único diagnóstico, com o qual todos supostamente concordariam ao interagirem com a referida realidade. Além dessa característica, a situação é dinâmica, e as explicações podem se modificar em decorrência de novas percepções que passam a ser adotadas pelos atores que a explicam. Nessa perspectiva, "a situação está sempre referida a um ator, a sua própria explicação da realidade, mas inclui a explicação de outros atores"[14] (p. 21). Torna-se necessário, para que um ator explique a realidade, analisar também o que os outros atores que interagem com ele pensam sobre a mesma.

O ZOPP, sigla em alemão de Zieorientierte Projektplanung – ou Planejamento por Projetos Orientado por Objetivos, é mais aplicável em âmbitos intermediários de governo. A proposta de origem alemã foi adaptada por Matus, sendo considerado um método um pouco menos complexo que o PES, mas por isso mesmo com algumas limitações para fazer análises estratégicas. Apesar do conceito de situação não ser tão central quanto é no PES, no ZOPP os grupos envolvidos com o projeto podem ser classificados, entre outros, como beneficiários, simpatizantes, afetados e oponentes[13].

O MAPP, Método Altadir de Planejamento Popular, foi desenhado pelo próprio Matus para o âmbito local/popular. Trata-se de um método mais simples, apesar de que com conceitos semelhantes ao PES. Uma de suas etapas é a explicação situacional, na qual se pressupõe a identificação e análise de relevância do conjunto de atores[4].

Como nas iniciativas educacionais que desenvolvemos, trabalhamos predominantemente com profissionais inseridos nos âmbitos intermediário e local de instituições e governos, indicamos o uso dos métodos ZOOP e MAPP como referenciais metodológicos mais apropriados. Entretanto, como mesmo nestes âmbitos consideramos que o desenvolvimento do raciocínio e da análise estratégica são fundamentais, incorporamos algumas proposições do PES ao organizarmos atividades educacionais relacionadas ao eixo curricular de prática profissional.

Os momentos do planejamento

No planejamento estratégico são referidos quatro momentos que se alternam em um processo contínuo[14-16], sendo que "nenhum momento é necessariamente anterior a outro [...] ele volta a se repetir, para dominar transitoriamente várias vezes mais, no futuro"[16] (p. 297): (i) momento explicativo, que se refere ao tende a ser; (ii) momento normativo, ou deve ser; (iii) momento estratégico, pode ser e (iv) momento tático-operacional, do fazer.

No momento explicativo é que se realiza a seleção e explicação dos problemas a partir do conceito de situação e utilizando a árvore explicativa dos problemas. É neste momento também que se faz a análise do jogo social e dos conflitos potenciais que podem surgir em decorrência do comportamento dos atores que interagem nestes espaços.

O momento normativo diz respeito ao conteúdo propositivo do plano. Nesta etapa é importante que o ator que planeja: estabeleça a direcionalidade de onde deseja ir (ou seja, sua situação objetivo); analise cenários prováveis em que se desenvolverá o plano e as condições ou circunstâncias controladas ou não controladas por ele; analise a articulação entre o projeto que pretende executar, as dificuldades e facilidades (governabilidade) de executá-lo e a capacidade, domínio das técnicas e métodos para fazê-lo. Este último aspecto pode ser mais bem explicitado através do triângulo de governo, que será visto no tópico seguinte.

O momento estratégico refere-se à viabilidade do plano. Compreende três dimensões básicas de análise: a política, a econômica e a organizativa. A concepção estratégica aqui é utilizada para alcançar um objetivo futuro e para vencer a resistência de outros atores ou ganhar sua colaboração.

O momento tático-operacional refere-se à intervenção propriamente dita. Valoriza-se a condução do plano e, consequentemente, seu monitoramento e correções a serem efetivadas ao longo do tempo nas ações propostas.

O triângulo de governo

Dentre os meios táticos/estratégicos a serem utilizados, sempre que possível, deve-se preferir aqueles que implicam negociação e cooperação. Evidentemente, nem sempre isso será possível, sendo importante que o ator que planeja procure desenvolver seu raciocínio estratégico tendo em mente que o projeto de mudança de uma determinada realidade não se restringe às especificidades de um plano de ação. A representação conceitual e esquemática denominada por Matus[16] como um Triângulo de Governo, contribui para essa reflexão. Mesmo sendo mais aplicado aos âmbitos centrais de governo (incluindo, por exemplo, uma secretaria municipal), a compreensão desse triângulo auxilia na construção de estratégias de viabilização de um plano de ação, sendo necessário articular três variáveis: projeto, governabilidade e capacidade de governo (Figura 9.1).

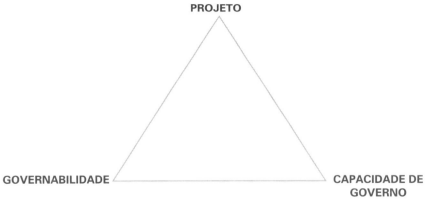

Figura 9.1 – Representação esquemática do triângulo de governo.
Fonte: Adaptado de Matus[17] (p.51)

O projeto diz respeito ao "conteúdo propositivo de ações" que a equipe pensa em colocar em prática. A capacidade de governo é constituída pelo domínio da teoria, métodos e técnicas de planejamento e que a equipe deveria dispor. A governabilidade é a relação entre as variáveis controladas e não controladas pela equipe ou ator que pretende intervir na realidade.

Com essas três variáveis, colocadas em um triângulo, é importante que os planejadores procurem dar harmonia aos vértices. Não basta ter um excelente plano de ação (ou seja, um bom projeto) se não forem desenvolvidos os dois outros vértices do triângulo, a capacidade de execução e a governabilidade.

Conceito e tipos de problemas

Problema pode ser considerado um obstáculo que dificulta a mudança da situação existente para a situação desejada. Ou seja, é uma discrepância entre o ser e o deve ser, discrepância esta que um ator ou equipe encara como evitável ou inaceitável. Como já comentamos, a realidade não é percebida igualmente por todos e, portanto, os problemas variam na perspectiva de quem os identifica. O que é problema para uns pode não ser para outros. Portanto, na análise situacional, o ator precisa entender que o seu modo de explicar a realidade não é único ou universal. "Como são vários os atores que coexistem na realidade, com capacidades de planejamento diferenciadas, haverá explicações da realidade e todas estarão condicionadas pela inserção particular de cada ator nesta realidade"[16] (p. 77). Assim, o ator deve saber que a explicação do outro será diferente da sua, conforme as posições que ocupam no jogo social. Ou seja, "consequentemente, já não é possível o diagnóstico único e a verdade objetiva. Somente é possível uma explicação situacional" (p. 77).

Temos um exemplo clássico que ilustra essa situação: o não cumprimento de horário por parte de alguns funcionários é um problema para o gerente e não para os que não cumprem. A implementação de controle eletrônico pode ser uma solução para o gerente, mas passa a ser um problema para esses profissionais.

Os problemas podem ser simples ou complexos, de difícil ou fácil solução e costumam ter duas formas de classificação, quanto à complexidade e à posição na organização.

Com relação à complexidade, os problemas podem ser considerados:

– estruturados: são mais simples em virtude de terem causas conhecidas e soluções geralmente consensuais; ou
– quase-estruturados: são mais complexos, geralmente tem muitas causas (multicausais), nem sempre fáceis de serem todas identificadas e nem sempre tem propostas consensuais para sua solução.

Com relação à posição na organização, os problemas podem ser considerados:

– intermediários: são os vividos no cotidiano da organização e que causam interferência na qualidade final dos produtos ou dos serviços prestados; ou
– finais (ou terminais): são os vividos diretamente pelos clientes ou usuários da organização.

Na complexa realidade em saúde, em geral a maior parte dos problemas é predominantemente do tipo quase-estruturados e o planejamento que se orienta por problemas deveria, de preferência, trabalhar com problemas finais, já que o nosso propósito último é dar resposta às necessidades de saúde dos usuários e não apenas superar as dificuldades da organização em fazê-lo.

Estratégia

Estratégia pode ser compreendida como uma forma de se antecipar aos possíveis obstáculos que surgirão quando se pretende passar da situação inicial – SI para a situação objetivo – SO. Para avançar na situação objetivo, ou seja, para alcançar o que se pretende, é como se participássemos de um jogo e para vencer as dificuldades precisamos analisar como pensam os outros participantes, o que farão, quais conflitos poderão ocorrer durante o jogo, como devo me comportar diante desses possíveis conflitos para continuar na direção correta e assim por diante. Um bom estrategista consegue analisar adequadamente os possíveis cenários futuros e se preparar – ter planos – para cada um deles. Não foi por outro motivo que o termo estratégia se originou do grego estratego, utilizado pelos generais gregos no planejamento das guerras do passado. O general A tinha um plano a ser executado caso sofresse um ataque frontal do general B. Tinha, no entanto, outros planos caso o ataque sofrido ocorresse pelos flancos ou, ainda, caso o inimigo utilizasse outras formas de ataque e assim por diante.

Aplicar o conceito de estratégia na elaboração de planos que visem resolver problemas pouco estruturados, como é o caso da saúde, é ainda mais complexo[4]. Os comportamentos e as ações dos atores que interagem no jogo social são difíceis de serem previstos e, por mais que façamos planos estratégicos para nos anteciparmos às possíveis reações de potenciais opositores, temos de conviver com um razoável grau de incerteza acerca do futuro.

O contexto recente do planejamento em saúde no Brasil: uma análise crítica

À apropriação e uso acentuados dos fundamentos conceituais e metodológicos do planejamento estratégico no Brasil, seguiu-se, segundo Onocko Campos[17] (p. 72), um período classificado de crise do planejamento. Isso se deveu, apontam as correntes críticas, à mudança do objeto de planificação por parte de muitos planejadores, que deixa de ser a produção do cuidado em saúde e passa a ser a simples administração eficiente dos recursos. Dentre as dimensões apontadas, cita-se o predomínio do instrumento, ou seja, a racionalidade instrumental e a valorização dos meios em detrimento dos fins. Valoriza-se o como fazer e não o que fazer ou o para que fazer. Os efeitos levam à despersonalização dos sujeitos e a um "efeito colonizador da razão instrumental". Ainda segundo essa autora, a produção de teorias e métodos do planejamento estratégico em saúde no Brasil se desenvolve em quatro linhas distintas: (i) o resgate da potencialidade comunicativa do planejamento estratégico,; (ii) a ênfase no planejamento estratégico para a gestão democrática; (iii) o aprimoramento da técnica de planejamento e (iv) o esclarecimento do planejamento em relação a teorias da complexidade.

Mesmo que por diferentes caminhos e não com a mesma ênfase, as linhas que analisam os rumos do planejamento em saúde têm explicitado críticas em relação aos métodos e ao seu caráter prescritivo e normatizador, como elementos centrais. Cecílio[19], por sua preocupação em preservar e aprimorar aspectos da técnica de planejar, valorizando algum rigor metodológico, talvez tenha sido uma das exceções nessa linha de pensamento. Na também busca por um caminho intermediário, Onocko Campos[18] traduz, a nosso ver, uma proposta de mediação entre a racionalidade crítica e a necessária cota de instrumentalidade operativa.

Parece-nos razoável afirmar que, no contexto mais recente do uso do planejamento estratégico no país, há uma preocupação de diversos autores em não valorizar excessivamente os especialistas em planejamento, em não se submeter à mera razão instrumental e em não valorizar os meios como forma de se atingir os fins, considerando-os que já estejam dados e aprioristicamente definidos. Esse aparente vazio que surge com a crítica ao planejamento estratégico público coincide com proposição de formas menos estruturadas de intervenção em saúde, baseadas muitas vezes em teorias em construção e que fogem do escopo de análise deste capítulo.

Considerações finais

Das reflexões desenvolvidas nesse capítulo destacamos algumas considerações finais, sem a pretensão de que encerrem conclusões definitivas. Nesse sentido, os processos pedagógico-educacionais que têm como objeto a problematização da realidade, em nosso ponto de vista, convivem com um duplo desafio: incorporar o olhar do educando na análise da complexa realidade social e despertar nele motivação e implicação com a melhoria da mesma.

O primeiro cuidado deve ser o de focalizar o desenvolvimento do pensamento estratégico ao invés do domínio de um determinado conjunto de dispostos, ferramentas ou métodos de planejamento. Desse modo, devem ser identificadas as capacidades e racionalidades já existentes, e promovido o reconhecimento de incômodos, inconformidades e estranhamentos em relação à realidade de trabalho dos educandos. Esses problemas e desafios devem ser mobilizadores de aprendizagens, inovações e superações.

Isso pressupõe, por um lado, a utilização de formas menos estruturadas para a análise da realidade e produção de intervenções e, por outro, de comprometimento dos sujeitos envolvidos com as mudanças pretendidas.

O segundo cuidado deve ser relativo ao desenvolvimento de capacidades para a utilização do planejamento como dispositivo estratégico de mudança no cotidiano do trabalho em saúde. Mais do que propor formas excessivamente estruturadas de intervenção, o que julgamos importante é que o planejamento contribua para o desenvolvimento do pensamento crítico e reflexivo dos educandos, assim como do pensamento estratégico. Quando essas capacidades são desenvolvidas por meio desse eixo curricular, os projetos de intervenção têm maior possibilidade de estarem alinhados às necessidades percebidas pelos atores que explicam uma determinada realidade e de atenderem aos requisitos de viabilidade e de factibilidade quando se coloca em ação um plano de intervenção para mudar uma realidade considerada insatisfatória.

Referências

1. Berbel NAN. A problematização e a aprendizagem baseada em problemas: diferentes termos ou diferentes caminhos? Comunicação, Saúde, Educação 1998; 2(2):139-154.
2. Mitre SM, Siqueira-Batista R, Girardi-de-Mendonça JM, Moraes Pinto NM, Meireles CAB, Pinto-Porto C, et al. Metodologias ativas de ensino-aprendizagem na formação profissional em saúde: debates atuais. Cienc Saúde Coletiva 2008; 13(2): 2133-44.
3. Chaui M. Convite à Filosofia. São Paulo: Editora Ática; 2002.
4. Franco H. O Método PES: Entrevista com Matus. São Paulo: Fundap; 1996.
5. Silva SF. Contribuição para a análise de implantação de redes de atenção à saúde no SUS. Divulgação em Saúde para Debate 2014; 52: 165-176.
6. Barbosa EF, Moura DG. Metodologias ativas de aprendizagem na educação profissional e tecnológica. B. Tec. Senac 2013;39(2): 48-67.
7. Dewey J. Vida e Educação. São Paulo: Edições Melhoramentos; 1971.
8. Dewey J. Experiência e Educação. 3ª edição. São Paulo: Cia. Editora Nacional; 1979.
9. Brasil. Ministério da Saúde. Política Nacional de Educação Permanente em Saúde. Portaria GM/MS/No 198 de 13 de fevereiro de 2004. [Acesso em 9 de novembro de 2015] Disponível em: http://dtr2004.saude.gov.br/susdeaz/legislacao/arquivo/54_Portaria_198_de_13_02_2004.pdf

10. Miranda JG. Planejamento Estratégico, Participativo e Balanced Scorecard. João Pessoa: Editora Universitária; 2002.
11. Chorny AH. El enfoque estratégico para el desarrollo de recursos humanos. Educ Med Salud 1990; 24(1):27-51.
12. OPAS. Organización Panamericana de la Salud. Formulacion de Politicas de Salud. Santiago; 1975.
13. Silva SF. Municipalização da Saúde e Poder Local: Sujeitos, Atores e Políticas. São Paulo: Hucitec; 2001.
14. Sá MC, Artmann E. O planejamento estratégico em saúde: desafios e perspectivas para o nível local. In: Mendes EV (org.). Planejamento e Programação Local da Vigilância da Saúde no Distrito Sanitário. Brasília: OPAS; 1994.
15. Rivera FJU. O Planejamento situacional: uma análise reconstrutiva. In: Gallo E, Rivera FJU, Machado MH. Planejamento Criativo: Novos Desafios em Políticas de Saúde. Rio de Janeiro: Relume-Dumará; 1992.
16. Matus C. Política, Planejamento & Governo. 3ª ed. Brasília: IPEA; 1997.
17. Matus C. Adeus, Senhor Presidente: Governantes Governados. 3ª ed. São Paulo: Fundap; 1996.
18. Onocko Campos R. O Planejamento no Labirinto: uma Viagem Hermenêutica. São Paulo: Hucitec; 2003.
19. Cecilio LCO. Inventando a Mudança na Saúde. São Paulo: Hucitec; 2006.

Capítulo 10

Práticas avaliativas: bases conceituais na formação profissional em saúde

Romeu Gomes
Helena Lemos Petta
Sissi Marilia dos Santos Forghieri Pereira

Introdução: um breve histórico da avaliação

Inicialmente observamos que a avaliação, atualmente, é mais que uma temática. Ela praticamente constitui um campo de saberes e práticas que atravessam diferentes áreas, como Saúde, Educação, Programas Sociais, dentre outras.

Ainda que seja uma prática milenar, existindo já na antiga civilização chinesa com fins de recrutamento de funcionários públicos, segundo Guba e Lincoln[1], sua história nas sociedades ocidentais inicia-se no século XIX.

Os autores mencionados observam que, nessas sociedades, quatro "gerações de avaliação" podem ser identificadas. Dubois e colaboradores[2], com base em vários outros autores, dentre eles Guba e Lincoln[1], apresentam um quadro bastante ilustrativo acerca dessas gerações (Tabela 10.1).

Tabela 10.1 – As etapas marcantes da história da avaliação		
Gerações da Avaliação	Períodos	Principal característica
I	Reformismo (1800-1900) Eficiência e testagem (1990-1930)	Medida
II	Idade da inocência (1930-1960)	Descrição
III	Expansão (1960-1973) Profissionalismo e institucionalização (1973-1990)	Julgamento
IV	Dúvidas (1990 até nossos dias)	Negociação

Fonte: Dubois et al.[2] (p. 20)

Para Dubois e colaboradores[2], desde os principais idealizadores, Guba e Lincoln[1], a avalição de quarta geração tem se expandido de uma forma extraordinária, com diferentes abordagens. Para esses autores, nessa expansão – por meio de processos de negociação – os diferentes grupos tanto podem fazer valer suas reivindicações e interesses, como também influenciar nas perguntas avaliativas e nos meios para abordá-las. Nessa perspectiva, a avaliação não mais é um campo exclusivamente reservado a especialistas. Nela conjugam-se interesses técnicos, práticos e libertadores. Assim, a avaliação afigura-se como um campo de negociação, mas também busca assegurar o fortalecimento do poder, fazendo com que o avaliador se desloque das funções de técnico, juiz e descritor para o exercício do papel de moderador[2].

Baron e Monnier[3] apresentam uma quinta geração de avaliação, que valorizaria participação emancipatória da sociedade civil. Para esses autores, na avaliação de quinta geração, a perspectiva participativa ocorreria em maior extensão e profundidade. Se for levada em conta a análise histórica feita por Dubois e colaboradores[2], essa concepção poderia ser considerada dentro da expansão da avaliação de quarta geração.

Ainda que se trabalhe numa perspectiva de negociação e empoderamento, a avaliação encontra diferentes limites e desafios impostos por áreas, instituições e grupos que a utilizam, bem como pelos contextos onde a avaliação se insere.

Patton[4] defende que a avaliação não deve apenas se voltar para resultados previamente determinados produzidos por intervenções ancoradas na lógica linear de causa-efeito. Deve também ser desenhada de forma a nutrir o desenvolvimento, facilitar a emergência de processos de transformação. Além disso, ajudar as pessoas a aprender a pensar valorativamente pode ter um impacto mais duradouro de que resultados específicos gerados durante a própria avaliação. Não deve se basear apenas nas evidências ou nas boas práticas. Segundo o autor mencionado, os inovadores sociais são susceptíveis a ficar à frente das provas e da ciência. Nesse sentido, ele pretende operacionalizar o pensamento avaliativo apoiado na inovação social por meio de uma abordagem de avaliação para o desenvolvimento. Para isso, Patton[4] distingue essa abordagem das avaliações tradicionais (Tabela 10.2).

Tabela 10.2 – Comparação entre as avaliações tradicionais e as avaliações para o desenvolvimento

Avaliações tradicionais	Avaliações de desenvolvimento baseadas na complexidade
Fazem julgamentos definitivo de sucesso ou fracasso	Fornecem *feedback*, possibilitando aprendizagens e suporte voltado para a direção ou afirmação de mudanças
Medem o sucesso relacionado a objetivos predeterminados	Desenvolvem novas medidas e mecanismos de monitoramento relacionados ao surgimento ou à evolução de metas
Colocam o avaliador numa posição externa para garantir independência e objetividade	Concebem a avaliação como uma função interna de equipe integrada na ação e nos processos interpretativos em curso
São desenhadas para levar em conta o modelo da lógica de causa e efeito	São desenhadas para capturar a dinâmica do sistema, as interdependências e os entendimentos das interconexões que informam a inovação contínua
Visam produzir resultados generalizáveis no tempo e no espaço	Visam produzir entendimentos específicos e contextualizados que informam a inovação contínua
Direcionam a responsabilização para autoridades externas e financiadores	Centram a responsabilização no profundo senso de valores e nos compromissos fundamentais da inovação
Promovem a prestação de contas para controlar e localizar culpa por falhas	Promovem a aprendizagem para lidar com a falta de controle e para ter respostas estratégicas frente a descobertas
Baseiam-se na perspectiva do avaliador e sobre o que é por ele considerado importante	Concebem o avaliador como um colaborador das pessoas envolvidas no esforço de mudança para projetar um processo avaliativo filosoficamente e organizacionalmente correspondente
Engendram o medo do fracasso	Apoiam o desejo de aprender

Fonte: Paton[4]

Após apresentarmos esse panorama inicial acerca do assunto, observamos que para nós a avaliação é uma atividade permanente e crítico-reflexiva do processo ensino-aprendizagem e da gestão de iniciativas educacionais. Permite o acompanhamento do processo educacional, visando avanços, detectando dificuldades e realizando ações necessárias no sentido da melhoria do desempenho de professores, educandos e da construção de iniciativas educacionais. Essa concepção apresenta as seguintes características: (a) critério-referenciada, tendo como baliza o perfil de competência; (b) contínua, dialógica, ética democrática e corresponsável; (c) focalizada tanto no processo como no produto.

A partir dessas considerações iniciais, este capítulo objetiva analisar as bases conceituais da avaliação educacional, visando subsidiar práticas avaliativas relacionadas à capacitação de profissionais.

As abordagens quantitativa e qualitativa

Desde o início dos anos 1980, vem se travando um debate entre as dimensões qualitativa e quantitativa nas ciências sociais e humanas. Esse debate permanece até os dias atuais. Ele se expressa tanto no campo da pesquisa como no da avaliação por meio de tensões que têm como desfecho concepções que vão desde a crença de que adoção de uma dimensão necessariamente exclui a outra até ao posicionamento de que as duas dimensões podem se complementar.

Trazendo esse debate para o campo da educação, podemos apontar as ideias de Erickson[5]. Inicialmente, observamos que o mencionado autor, ao invés de tratar do assunto como uma contraposição entre as abordagens quantitativa e não-quantitativa, prefere referir-se às abordagens positivista/behaviorista e interpretativa. Ele considera que ambas abordagens podem coexistir numa mesma investigação e nelas podem conviver técnicas quantitativas e qualitativas. Seu interesse é o de situar a discussão nos âmbitos ontológico (considerações sobre a realidade) e epistemológico (considerações sobre o conhecimento humano). Para ele, enquanto a abordagem positivista/behaviorista focaliza o comportamento, a interpretativa centra-se na ação. Segundo o autor em questão, a primeira pressupõe uma relação uniforme entre comportamento e significado, considerando que o observador pode reconhecer o significado de um comportamento a partir da realização do comportamento em si; já a segunda abordagem centra-se na variabilidade nas relações entre comportamentos e significados que os atores lhes atribuem por meio de suas interações sociais. Erickson[5] conclui que a abordagem interpretativa no ensino não é apenas um método alternativo, mas uma visão alternativa de como sociedade, escolas e salas de aula funcionam, bem como professores e alunos trabalham em sociedade.

Guba e Lincoln[1] fazem uma comparação entre os paradigmas convencional e construtivista que, de certa forma, pode se integrar à discussão de Erickson[5]. Segundo os autores, enquanto o modelo convencional parte da premissa de que existe *"uma realidade externa que funciona independentemente de um observador, de acordo com leis naturais imutáveis e permanentes"*[1] (p. 135), o construtivismo parte da concepção de que *"existem múltiplas realidades socialmente construídas, não governadas por nenhuma lei natural, seja ela causal ou não"*[1] (p. 98).

O debate sobre as avaliações quantitativa e qualitativa também pode ser mais desenvolvido a partir das ideias de Demo[6-8]. Segundo ele, quantidade e qualidade são aspectos indissociáveis que integram a educação. O mencionado autor considera que a avaliação da qualidade envolve tanto uma dimensão formal ligada ao domínio tecnológico, quanto a dimensão política voltada para a cidadania.

Demo[7] (p.108) observa que:

> "A avaliação qualitativa pretende ultrapassar a avaliação quantitativa, sem dispensar esta. Entende que, no espaço educativo, os processos são mais relevantes que os produtos, não fazendo jus à realidade, se reduzida apenas às manifestações empiricamente mensuráveis. Estas são mais fáceis de manipular metodologicamente, porque a tradição científica sempre privilegiou o tratamento mensurado da realidade, avançando, por vezes, de maneira incisiva em algumas disciplinas sociais, como a economia e psicologia. Todavia, não se pode transferir a limitação metodológica a uma pretensa redução do real. Este é mais complexo e abrangente do que sua face empírica. A avaliação qualitativa gostaria de chegar até à face qualitativa da realidade, ou pelo menos de se aproximar".

Em termos operacionais, Demo[8] propõe que a avaliação qualitativa focalize aquilo que o aluno produziu em seus textos. Para ele, os textos não são apenas escritas, mas incluem também desenhos, imagens e sons, dentre outros aspectos. Na realização dos textos, o importante é o incentivo à autoria discente. A avaliação de toda a produção do processo – por meio de comparação dos diferentes textos – poderia tornar mais visível se ocorreu ou não avanço. Segundo ele, nesse acompanhamento seria possível também observar se os textos configuravam enredo (começo, meio e fim), com argumentos e fundamentos numa estética própria. Ainda que o autor empregue o texto num sentido amplo, não se pode desconsiderar que numa avaliação qualitativa outros aspectos devem ser considerados, como – por exemplo – práticas desenvolvidas no processo de aprendizagem.

Em síntese, a distinção entre as dimensões quantitativa e qualitativa da avaliação não se relaciona apenas com a medição ou não medição. Ela envolve distintos paradigmas epistemológicos e diferentes métodos. Mas, na prática educacional, as duas dimensões podem coexistir; mesmo porque a quantitativa envolve conceitos qualitativos[9].

No campo da capacitação profissional, a convivência dessas duas abordagens é de fundamental importância. Não nos basta capacitar um profissional tendo como referência apenas a quantidade de conhecimentos, habilidades e atitudes que ele deve dominar, mas também deve se primar pela qualidade com que esses domínios se expressam.

A avaliação do processo ensino-aprendizagem

Bloom e colaboradores[10] apontam três tipos de avaliação relacionados com o processo ensino-aprendizagem: diagnóstica, formativa e somativa. A *avaliação diagnóstica* volta-se para compreensão dos contextos e pontos de partida do desenvolvimento das ações a serem avaliadas. Segundo os autores, esta avaliação envolve valoração, determinação, descrição e classificação de aspectos do comportamento do educando. Ela tanto pode ocorrer antes como durante o processo ensino-aprendizagem. Ocorre antes com o propósito de analisar em que estágio o educando se encontra antes do início do curso, informando quais os procedimentos necessários para que os pré-requisitos da formação sejam contemplados. Também pode ocorrer ao longo do processo para se analisar as causas das falhas de aprendizagem e as formas de saná-las. Para os mencionados autores, tal tipo de avaliação serve para dizer o nível em que se encontravam os alunos e também os programas e o próprio professor.

A *avaliação formativa*, segundo Bloom e colaboradores[10], é aquela que ocorre durante um curso em momentos em que possam ser efetuadas mudanças de etapas subsequentes com base nos resultados atuais. Ela pode ser utilizada para estabelecer o ritmo de aprendizagem de cada aluno e exercendo um papel de regulação dos processos formativos visando ajustes e melhorias das ações. Quando utilizada ao longo do processo, a avaliação diagnóstica quase se confunde com a formativa, uma vez que em um curso não basta situar o nível do aluno, mas é importante também identificar as causas e falhas de sua situação de aprendizagem, visando o seu aperfeiçoamento. Os mencionados autores utilizam esse tipo de avaliação para diferenciar do que tradicionalmente se concebe como avaliação, que é o julgamento e a classificação do aluno. A *avaliação somativa*, para os autores citados, tem como finalidade detectar o grau em que os resultados foram alcançados. Ela fornece *feedback* aos alunos em relação ao nível de aprendizagem alcançado. Tradicionalmente, esse tipo de avaliação é utilizado com a função classificatória ou de certificação. Em termos somativos, a avaliação costuma ser operacionalizada por meio de estratégias quantitativas. Entretanto, ainda que se constitua um grande desafio, observamos que já há várias iniciativas de se trilhar nessa forma de avaliar por meio de indicadores qualitativos.

Perrenoud[11] é outro autor que nos ajuda a desenvolver mais aspectos sobre a avaliação formativa. Segundo o autor, costuma haver uma oscilação entre várias lógicas que orientam as práticas educativas em geral e as voltadas para a avaliação em específico, sendo que duas delas se destacam: a lógica da avaliação a serviço da seleção e a que se volta para a aprendizagem.

A *avaliação a serviço da seleção* – tradicionalmente conhecida – tem como função situar o aluno em um grupo ou a sua distância em relações preestabelecidas, criando "hierarquias de excelência". Em outras palavras, nesse tipo de avaliação, os alunos são comparados e depois classificados a partir de um padrão de excelência. Por meio dela, se exerce uma função de controle e regulação de autoridade entre professores, alunos e pais. Para ele, esse tipo de lógica "cria fracasso, empobrece as aprendizagens e induz, nos professores, didáticas conservadoras e, nos alunos, estratégias utilitaristas"[11] (p.18).

A segunda lógica refere-se à *avaliação formativa* que se caracteriza por uma ação contínua, subsidiando o acompanhamento e a orientação dos alunos durante todo o seu processo de formação para que ele possa aprender e se desenvolver. Segundo Perrenoud[11], ela visa "melhorar as aprendizagens em curso, qualquer que seja o quadro e qualquer que seja a extensão concreta da diferenciação do ensino" (p.78). Nessa lógica, as funções avaliativas de diagnóstico e formativa se fundem, uma vez que para ele a avaliação formativa tem sua função diagnóstica e reguladora dos processos de ensino-aprendizagem.

O autor em questão observa que, assim como um médico não classifica seus pacientes, do menos atingido aos mais atingidos pela doença, nem pensa em prescrever um tratamento coletivo para todos eles, a avaliação formativa deveria ter a mesma função em uma pedagogia diferenciada, levando em conta a diversidade dos alunos. Isso faz com que se chegue "a procedimentos de individualização e de diferenciação das tarefas, das avaliações, dos atendimentos"[11] (p. 95).

Com base em Perrenoud[11], a avaliação formativa integra uma renovação global da pedagogia, enfatizando a centralização no aprendizado, a mudança do ser professor, que se desloca da posição proferir aulas e dar lições para ser um criador de situações de aprendizagem.

A avaliação critério-referenciada e a orientação de currículos por competência

Para Hadji[12], a avaliação não pode ser objetiva por essência. A objetividade tem como imperativo a apreensão de um objeto tal como ele é, de maneira isolada, como se fosse possível o encontro da "verdade" naquilo que se está avaliando. Para este autor, a avaliação é sempre mediada por uma leitura orientada por uma referência que expressa um sistema de expectativas julgadas legítimas.

Portanto, segundo o mencionado autor, para a construção de uma avaliação critério referenciada faz-se necessário primeiramente a construção de um referente, um conjunto de critérios especificando um sistema de expectativas. Esta construção deverá designar uma pluralidade de ideias, a partir de um sistema plural de expectativas, que seleciona e escolhe as consideradas prioritárias para determinada avaliação. Mais do que objetividade, ou mesmo de verdade, a legitimidade torna-se um imperativo[12].

No Brasil, a discussão sobre o perfil do profissional desejado na área da saúde, com a construção de políticas públicas e Diretrizes Curriculares Nacionais, aproximou diversos centros de formação de currículos orientados por competência, com a utilização de uma abordagem dialógica[13].

O conceito de competência aqui empregado parte da concepção holística[14] (p. 3) na qual:

> "Competência é entendida como sendo a mobilização de diferentes recursos para solucionar, com pertinência e sucesso, problemas da prática profissional, em diferentes contextos. Esses recursos ou atributos são as capacidades cognitivas, atitudinais e psicomotoras mobilizadas, de modo integrado, para realização de ações profissionais".

Nessa concepção, cujas características estão melhor exploradas no capítulo deste livro que discute a formação orientada por competência, a prática profissional apresenta um conjunto de ações que delimitam o campo de atuação de uma carreira ou função. Estas ações são agrupadas em áreas de competência, detalhadas por ações-chave e desempenhos[14].

Desse modo, o perfil de competência aparece como critério (referente) para a avaliação, analisando de modo integrado capacidades cognitivas, psicomotoras e atitudinais que compõem desempenhos observáveis, frente às situações prevalentes da prática profissional. Os desempenhos observados são comparados aos critérios de excelência, não tendo sentido qualquer forma de classificação entre os avaliados.

Para Lima[13], competência é utilizada no singular quando expressa uma síntese do perfil, que não pode ser observada diretamente, mas deve ser inferida pela observação e análise das capacidades que fundamentam a prática profissional, representada pela avaliação de desempenhos frente às situações prevalentes do exercício profissional, segundo contextos e critérios de excelência.

Portanto, para realizar uma avaliação critério-referenciada por competência na concepção holística são necessários diversos instrumentos que se complementam e que analisam as áreas de competência e os múltiplos elementos que as constituem[13].

Avaliação do processo de formação profissional

Observamos que, cada vez mais, tem se valorizado a promoção de práticas avaliativas em programas e projetos de formação profissional, sejam eles da esfera pública, sejam da privada.

Podemos entender esse tipo de avaliação como aquela que se volta para a reflexão acerca da eficácia de um processo de formação, focalizando os momentos e os fatores que interferem na formação para se determinar quais os resultados obtidos ou a serem obtidos[15]. Em outras palavras, determinar se o programa de formação contribuiu para que seus participantes adquirissem o perfil de competência esperado[16].

Além da eficácia, Cranberry[16] observa que a avaliação da formação também focaliza "a eficiência do processo de gestão que assegurou a escolha e a realização desses programas" (p. 2). Entretanto o mencionado autor não desenvolve a dimensão da eficiência da gestão, focalizando apenas a eficácia do processo de formação.

A Associação Empresarial de Portugal[15] apresenta os seguintes conceitos e tipos de avaliação relacionados com a formação: (a) Avaliação inicial ou diagnóstica (realizada no início da formação, servindo para orientar os formandos, verificar o seu nível de conhecimentos e traçar seu perfil de entrada); (b) Avaliação formativa ou contínua (realizada ao longo da formação, visando a regulação da aprendizagem e da ação dos responsáveis pela formação); (c) Avaliação somativa ou final (realizada no final da formação, com os objetivos de verificar o que foi aprendido, apurar a qualidade da relação pedagógica e avaliar o resultado final com vista à certificação); (d) Avaliação prognóstica (realizada após algum tempo do final da formação, visando prever em que medida a ação formativa poderá contribuir para a mudança qualitativa dos aspectos relacionados à competência profissional); (e) Avaliação de impacto (voltada para a apuração de mudanças da valorização humana e dos aspectos técnico-profissionais dos formados e nas organizações nas quais esses se inserem).

As ideias de Donald Kirkpatrick[17], por anos, vem sendo uma das mais utilizadas para se discutir a avaliação de programas de formação profissional. O autor concebe essa avaliação a partir de quatro níveis que devem ser percorridos numa sequência que vai do mais simples para o mais complexo: (1) reação (o que os participantes pensam e sentem sobre a formação); (2) aprendizagem (conhecimentos e competências adquiridos ou desenvolvidos); (3) comportamento (o que foi efetivamente fixado e aplicado no campo profissional) e (4) resultados (redução de custos, aumento qualitativo e quantitativo da produção, dentre outros aspectos).

Para cada um dos estágios, Kirkpatrick[17] apresenta um conjunto de técnicas, traduzidas principalmente por questões avaliativas. Recentemente, alguns autores propõem um quinto nível da avaliação profissional; denominado "Retorno do Investimento", entendido como "a comparação entre os resultados do Nível IV medidos como proveitos e o custo total da formação"[16] (p. 4) ou "a comparação, em valores monetários, dos resultados líquidos obtidos face ao custo do programa formativo (expresso em percentagens)"[15] (p. 8).

Bates[18] faz uma crítica importante sobre o modelo de Kirkpatrick[17]. O autor destaca que tal modelo tornou-se muito popular porque tratou a avaliação da formação de uma forma sistemática, insistiu na importância do foco nos resultados e apresentou um potencial para simplificar a complexidade da avaliação da formação profissional. Junto às contribuições, o mencionado autor aponta alguns limites do modelo em questão. Dentre eles, destacamos a "visão simplista da eficácia do treinamento que não considera influências individuais e contextuais na avaliação de treinamento"[18] (p. 342).

Acreditamos que as bases conceituais aqui apresentadas podem subsidiar a formulação e a implementação de práticas avaliativas voltadas para a formação profissional. Entretanto, é importante que essas bases não sejam vistas apenas como fundamentos teóricos para a elaboração de estratégias de avaliação. É preciso que a discussão – além de visar a dimensão técnica da avaliação – possa também ser integrada à dimensão política que envolve o assunto.

Enfatizando essa dimensão, House e Howe[19] concebem a avaliação como um processo democrático. Para que se avance nesse processo, os autores entendem que a avaliação deve levar em conta três critérios inter-relacionados: (1) inclusão de todos os interessados pela avaliação nas práticas avaliativas; (2) diálogo entre as várias questões e os diversos interesses das partes e dos grupos envolvidos na avaliação, e (3) deliberação vista como um processo cognitivo, fundamentado em razões e princípios de argumento válido. Os autores advertem que na avaliação não se deve ignorar os desequilíbrios de poder ou fingir que o diálogo sobre o assunto é aberto quando não é. Eles observam que se os arranjos de poder existentes são aceitáveis, esses devem ser considerados pelos avaliadores de forma explícita.

Considerações finais

As bases conceituais aqui apresentadas não se encerram com este capítulo. Elas são muito mais pontos de partida do que pontos de chegada sobre o assunto. Nesse sentido, apresentamos de forma resumida e livremente traduzidos os dez questionamentos de House e Howe[19] para que a discussão continue num enfoque que reúna as dimensões técnicas e políticas: (1) Os interesses de todas partes envolvidas na avaliação estão sendo levados em conta? (2) A maior parte dos interessados na avaliação está representada? (3) Há alguma parte excluída? (4) Há sérios desequilíbrios do poder? (5) Há procedimentos para o controle dos desequilíbrios? (6) Como fazer para que as pessoas participem da avaliação? (7) Como tornar a participação autêntica? (8) Como as partes interessadas na avaliação estão envolvidas? (9) Há uma deliberação reflexiva? (10) Como é considerada e estendida a deliberação?

Acreditamos que esses questionamentos certamente gerarão outros que tornarão o debate sobre a avaliação profissional mais democrático e profícuo. Por fim, junto a esses questionamentos, observamos que futuras discussões devem partir da problematização da hegemonia cognitiva subjacentes a inúmeras concepções acerca do assunto, que contribui para a dicotomização entre teoria e prática.

Referências

1. Guba EG, Lincoln YS. Avaliação de quarta geração. Campinas: Editora da Unicamp; 2011.
2. Dubois CA, Champagne F, Bilodeau H. Histórico da avaliação. In: Brousselle A, Champagne F, Contandriopoulos AP, Hartz Z (org.). Avaliação: Conceitos e Métodos. Rio de Janeiro: Fiocruz; 2011. p 19-39.
3. Baron G, Monnier E. Une approche pluraliste et participative: coproduire l'évaluation avec la société civil. Informations Sociales, 2003; 6: 120-9.
4. Patton MQ. Developmental evaluation. Disponível em: http://www.abcee.org/cms/wp-content/uploads/2011/02/Dev-Eval-paper-October-2011.pdf. Acesso em 28 de ago. De 2017.
5. Erickson F. Qualitative methods in research on teaching. In: Wittrock MC. (org.). Handbook of research on teaching. Nova York: Macmillan; 1986 p. 119-161. [Acesso em 29 dez 2015] Disponível em: http://repositorio.ul.pt/bitstream/10451/5663/1/Avaliac%CC%A7a%CC%83o%20de%20programas%20e%20projetos%20educacionais.%20Das%20questo%CC%83es%20teo%CC%81ricas%20a%CC%80s%20questo%CC%83es%20das%20pra%CC%81ticas.pdf.
6. Demo, P. Avaliação Qualitativa. Campinas: Autores Associados; 2002.
7. Demo P. Teoria e prática da avaliação qualitativa. Perspectivas, Campos dos Goytacazes, v. 4, n. 7, p. 106-15, janeiro/julho 2005. [Acesso em 18 dez 2015] Disponível em: http://www.seer.perspectivasonline.com.br/index.php/revista_antiga/article/view/241.
8. Demo P. Educação, Avaliação Qualitativa e Inovação. Brasília: Instituto Nacional de Estudos e Pesquisas Educacionais Anísio Teixeira; 2012. 28 p. (Série Documental. Textos para Discussão)
9. Howe KR. Against the quantitative-qualitative incompatibility thesis or dogmas die hard. Educational Researcher. 1988; 17(8): 10-6.
10. Bloom BS, Hastings JT, Madaus GF. Evaluación del aprendizaje. Buenos Aires: Troquel, 1975.
11. Perrenoud P. Avaliação: da Excelência à Regulação das Aprendizagens entre Duas Lógicas. Porto Alegre: Artes Médicas; 1999.
12. Hadji C. Avaliação Desmistificada. Porto Alegre: Artmed Editora; 2001.
13. Lima VV. Avaliação de competência nos cursos médicos. In: Marins JN, Rego S, Lampert JB, Araújo JC (orgs). Educação Médica em Transformação: Instrumentos para a Construção de Novas Realidades. São Paulo: Hucitec; 2004.
14. Lima VV, Ribeiro EC, Padilha RQ, Gomes R. Processo de construção de perfil de competência de Profissionais. São Paulo: Instituto Sírio-Libanês de Ensino e Pesquisa; 2014 (Nota Técnica).
15. AEP (Associação Empresarial de Portugal). Avaliação na formação na empresa. Fundação Manuel Leão/Associação Empresarial de Portugal; 2002. [Acesso em 28 agosto de 2017] Disponível em: https://formacaoambt.wikispaces.com/file/view/AEP.pdf
16. Cranberry Toolbox: Avaliação da Formação. [Acesso em 29 dez 2015] Disponível em: http://www.cranberryabc.com/wp-content/uploads/2014/12/Cranberry-CBT-Avaliacao-Formacao-Kirkpatrick.pdf
17. Kirkpatrick DL. Techniques for evaluating training programs. Training and Development Journal 1979; June: 78-92. [Acesso em 29 dez 2015] Disponível em: http://iptde.boisestate.edu/FileDepository.nsf/bf25ab0f47ba5dd785256499006b15a4/693b43c6386707fc872578150059c1f3/$FILE/Kirkpatrick_79.pdf
18. Bates R. A critical analysis of evaluation practice: Kirkpatrick model and the principle of beneficence. Evaluation and Program Planning 2004: 27 (3):341-7.
19. House E, Howe K. Democratic deliberative evaluation. In: Kellaghan T, Stufflebeam D, Wingate L (eds.). The International Handbook of Evaluation Studies, Dordrecht, The Netherlands: Kluwer; 2003. p. 79-100.

Capítulo 11

Gestão de iniciativas educacionais: a educação permanente em questão

Eliana Claudia de Otero Ribeiro
Valéria Vernaschi Lima

Uma breve contextualização da ideia de educação permanente

Embora seja uma expressão recente, a ideia de educação permanente é antiga. Desde o início do século XX, documentos e relatórios de especialistas e de órgãos oficiais da França e Inglaterra apontam que a ideia de uma educação contínua por toda a vida é revolucionária em relação à concepção de um período escolar delimitado.

A partir da segunda metade do século XX, o termo Educação Permanente passou a ser empregado e disseminado. Em 1960, Gaston Berger lançou os fundamentos de uma filosofia de educação permanente como uma resposta às necessidades de aprendizagem do homem moderno. Nessa mesma década, Pierre Furter trabalhou o conceito de educação permanente – EP como sendo todo o processo educativo, desde o início da escolarização[1].

Em função do pressuposto de que o homem é um ser inacabado e que, por isso, continuamente se educa e se transforma, a educação permanente, nessa perspectiva, rompe com a dicotomia entre os períodos escolar e pós escolar; reconhece as instituições que normalmente não têm função implicitamente educativa como espaços de aprendizagem; e questiona as diferenças entre criança-adulto; educador-educando e ignorante-culto[2].

Furter[2] (p.136) definiu EP como sendo "uma concepção dialética da educação, como um duplo processo de aprofundamento, tanto da experiência pessoal quanto da vida social global, que se traduz pela participação efetiva, ativa e responsável de cada sujeito envolvido, qualquer que seja a etapa da existência que esteja vivendo". Incluiu, em sua visão de educação, as dimensões profissional, sociocultural e artística.

Nesse contexto, Gomes et al.[3] identificou duas principais intencionalidades trazidas pela concepção de educação permanente: por um lado, um processo desenvolvido ao longo da vida para responder à incompletude e ao inacabamento dos seres humanos, caracterizando a aprendizagem como uma capacidade inata nessa espécie e, por outro lado, iniciativas que visam, especificamente, atender ao desenvolvimento tecnológico do mundo do trabalho e aos novos requerimentos das sociedades contemporâneas, em evolução.

Em 1970, a Unesco adotou a educação permanente como sendo sua política educacional; criou centros de pesquisa e o projeto Cidade Educativa[1].

Na década de 1980, o conceito de educação permanente foi aplicado à área da saúde pelas Organizações Pan Americana – OPS e Mundial de Saúde – OMS. Vinculada ao programa de desenvolvimento de recursos humanos, a divulgação de estudos e experiências nesse campo visou abrir o debate em torno da melhoria da qualidade da atenção e dos serviços de saúde, por meio da educação permanente em saúde como uma estratégia pedagógica[4].

No Brasil, A Política Nacional de Educação Permanente na Saúde – PNEPS, de 2004, ampliou a abrangência dos processos de educação no contexto do trabalho, considerando-os também como componentes de uma estratégia de gestão. Nesse sentido, a EP foi apresentada como dispositivo para a qualificação de trabalhadores do Sistema Único de Saúde, visando à transformação das práticas profissionais e da própria organização do trabalho[5]. Em 2007, houve um redirecionamento nas diretrizes para a implementação da PNEPS e novos trâmites para o financiamento e gestão pactuada das ações de educação na saúde foram instituídos[6]. Essas mudanças propiciaram distintas interpretações e enfoques para os processos de educação permanente, particularmente em relação ao diálogo entre as dimensões pedagógica e de gestão deste dispositivo, no contexto do trabalho. Assim, nesse campo relativamente novo de conhecimento, podemos observar a convivência de diferentes traduções e formatos para as iniciativas de educação permanente. Em função desse contexto, consideramos pertinente caracterizarmos nosso alinhamento conceitual em relação à Educação Permanente antes de apresentarmos como a utilizamos na gestão de iniciativas educacionais na saúde, visando a transformação das práticas educacionais na direção das necessidades de aprendizagem dos educandos que, nesse caso, são profissionais de saúde.

Um conceito em evolução

Em sua evolução, podemos reconhecer três desdobramentos conceituais desde as primeiras formulações sobre educação permanente – EP. Um primeiro e mais genérico, atribui à EP toda ação educativa durante a vida das pessoas; um segundo, o limita à educação de adultos, especialmente à capacitação profissional contínua; e um terceiro, relaciona a EP com a aprendizagem em um Sistema de Educação Permanente, com ênfase na transformação das práticas[1].

Com relação ao primeiro conceito, a EP é vinculada à noção de cidadania e, a partir dessa perspectiva, defende-se que a construção de novos conhecimentos, habilidades e atitudes é um direito do cidadão, vinculado à sua capacidade de aprender ao longo da vida. Nesse sentido, os espaços formal e informal desta educação incluem a vida cotidiana, as exigências de preparo para o trabalho, a organização e controle social, a cultura e o lazer[7]. Há autores que defendem uma característica comunitária para os processos de educação permanente, no sentido de problematizar aspectos relevantes para a vida de uma determinada comunidade[8].

Com relação às inciativas de capacitação de profissionais, sobretudo na área da saúde, Roschke, Brito e Palacios[9] apontam que, em geral, essas ações objetivam a melhoria do desempenho do pessoal em todos os níveis de atenção e funções do respectivo processo de produção; o desenvolvimento de novas capacidades, como por exemplo, liderança e gestão de qualidade, ou em resposta a inovações no processo de trabalho; e a promoção de transformações culturais de acordo com o contexto social. Para atender a esses objetivos, as iniciativas de capacitação têm assumido duas vertentes diversas – educação continuada e permanente-, cujos limites e potencialidades julgamos importante explorar.

No tocante à educação continuada, tradicionalmente, as ações educacionais focalizam iniciativas de atualização e especialização profissional. Nesse âmbito, as ações são concebidas de modo orientado à aquisição de novos conhecimentos, com base na hipótese de que o profissional capacitado para realizar uma determinada prática ou mesmo atualizado em relação a um determinado conhecimento é capaz de aplicá-lo em seu contexto real de trabalho. Esse pensamento linear traduz o entendimento de que "quem sabe, faz", neutralizando e desconsiderando o contexto do trabalho e, nesse sentido, as demais dimensões inerentes à prática, que não se reduzem ao conhecimento de saberes e técnicas dos profissionais. Assim, as ações de educação continuada, geralmente, acabam sendo organizadas segundo a lógica de causa-efeito, uma vez que "os profissionais não fazem do modo correto porque eles não sabem como fazer". Essa racionalidade gera, como consequência direta, o planejamento de cursos ou eventos de capacitação, no âmbito de iniciativas de educação continuada.

Corroboram esse conceito de educação continuada os trabalhos publicados por diversos autores que identificam nesse tipo de iniciativas educacionais, especialmente dirigidas ao desenvolvimento de determinadas capacidades para certas carreiras profissionais, o propósito de promover a aquisição de novos conhecimentos como resposta à identificação de erros ou problemas nos processos de trabalho ou, ainda, à necessidade de disseminar normatizações ou inovações tecnológicas no trabalho[10-13].

O capítulo "Enfoques, Problemas e Perspectivas na Educação Permanente dos Recursos Humanos de Saúde" de Maria Cristina Davini, publicado em 2009 no volume destinado à divulgação da Política Nacional de Educação Permanente em Saúde[6], traz alguns elementos para a análise da relação entre educação continuada e permanente em saúde que queremos destacar. Essa autora aponta que as iniciativas vinculadas às ações de Educação Continuada se caracterizam por "uma continuidade do modelo escolar ou acadêmico, geralmente com enfoque disciplinar, em ambiente didático e baseado em técnicas de transmissão, com fins de atualização". A organização disciplinar do conhecimento ainda preserva a análise dos problemas de forma fragmentada e organizada segundo a hierarquia de saberes especializados, que se reproduzem tanto no espaço da academia quanto no dos serviços. Nesse contexto, a prática passa a ser considerada como um "campo de aplicação de conhecimentos especializados, que se situa no final ou após o processo de formação"[12] (p.44). Ao considerarmos essa lógica sequencial entre teoria e prática, as iniciativas de capacitação acabam sendo, geralmente, planejadas também segundo esse referencial e organizadas no formato de cursos para carreiras específicas, oferecendo a teoria necessária à aplicação na prática.

Boud e Hager[14] dão destaque ao peso das sociedades de especialidades e corporações profissionais na manutenção e reforço de práticas de educação continuada, ao responderem às demandas da sociedade por qualidade e excelência do cuidado com a estruturação de estratégias para re-certificação com base em pontos a serem alcançados pelos profissionais, obtidos pela frequência a congressos e cursos ofertados usualmente estruturados sob lógica normativa de oferta de conhecimentos estruturados e descontextualizados.

A reversão da lógica de subordinação da prática à teoria exige, como demanda concreta no campo da educação na saúde, uma revisão mais profunda das concepções sobre a prática. Essa discussão se situa em uma fértil linha de discussões teóricas sobre a questão da aprendizagem no trabalho.

Reich e Hager[15], autores comprometidos com a questão, apontam como o conceito de aprendizagem foi muito mais trabalhado do ponto de vista teórico do que aquele de prática, que acaba sendo tratada como algo "dado". Ao analisarem dimensões relevantes da prática, esses autores destacam quatro elementos que agregam novos aportes à discussão de educação permanente, aqui brevemente sumarizados. O primeiro elemento questiona a racionalidade técnico- científica, ao considerar que a prática é mais que a aplicação da teoria ou que um produto da aprendizagem, concepção na qual o conhecimento é usualmente pensado como uma "coisa" que se possui, situada na mente e a ser transmitida. Os autores, em contraposição, a definem como um processo coletivo, contextualizado, que combina conhecer, trabalhar, organizar, aprender e inovar. O segundo elemento diz respeito ao que denominam sócio materialidade das práticas, na medida em que nelas estão envolvidos não apenas atores humanos mas também objetos e artefatos situados no espaço e tempo, e que estão inextricavelmente associados na prática. O terceiro elemento agrega ao segundo, ao considerar na prática como um fenômeno sócio material no qual o corpo é também um *locus* da prática. Em outras palavras, rompendo a dicotomia mente-corpo, consideram que a prática é também "in-corpo-rada", na medida em que trabalhamos com nossos corpos.

Sob essa perspectiva, a prática aparece como uma coprodução inerentemente dialógica, uma interação orquestrada entre pessoas, seus corpos e vozes[15]. O quarto elemento aborda a dimensão relacional das práticas, envolvendo atores humanos e objetos. Para exemplificá-la, trazem resultados de suas pesquisas com músicos de orquestra, destacando as relações não apenas entre os seus subcomponentes e grupos de instrumentos, mas do som produzido com a acústica e o tipo de plateia. Os músicos destacam, nesse sentido, que uma dimensão relevante de sua satisfação como músicos é lidar com o que não está na partitura, é reconhecer que sua performance é um processo relacional complexo e único a cada apresentação.

As práticas de educação permanente podem incidir fortemente sobre a dissociação teoria-prática, na medida em que o objeto da reflexão está centrado, não na verificação se o realizado se ajusta ao conhecimento disponível, mas na reflexão sobre que condições, valores e saberes, incluindo o senso comum, definem aquela ação tal como se realiza e o que é requerido para transformá-la. Reconhecendo o valor que o senso comum tem para guiar a ação cotidiana e a inexistência de um corpo disciplinar que abarque a compreensão de uma prática que não é composta de regularidades previsíveis, abre-se espaço para conectar o conhecimento científico com as realidades instáveis, abertas, complexas e indeterminadas das práticas. Reitera-se aqui que o sentido da reflexão sobre a prática só é alcançado – em termos da constituição dos sujeitos – se o contexto institucional e cultural ganhar significado como "regulador" das práticas educativas e de cuidados. Como exposto anteriormente, esse contexto tem sido usualmente subtraído da reflexão realizada no âmbito dos saberes estruturados[16].

O caráter estratégico das práticas educativas em saúde regidas por esta perspectiva reside em sua capacidade de mobilizar, circular, produzir e transferir conhecimentos, tecnologias e valores em instituições acadêmicas e de serviços que operam sobre estruturas e sobre grupos de poder, agindo com suas próprias dinâmicas de liderança, legitimidade e influência. A estreita relação entre saber e poder faz com que essa circulação, que legitima e/ou deslegitima saberes, ganhe dimensão política mais explícita. Como se organiza ao redor dos problemas do trabalho para assegurar ou imprimir maior qualidade ao trabalho – ao lado de outras intervenções necessárias para transformá-lo – a educação permanente pode representar uma das ferramentas para legitimar novas práticas e saberes.

Na perspectiva da educação permanente, erros, problemas e desafios nas práticas cotidianas do trabalho deixam de ser entendidos como resultados diretos da falta de conhecimento dos profissionais sobre um determinado tema ou técnica, embora essa dimensão também seja considerada na explicação dos fenômenos, sempre que pertinente. Ao considerarmos a interpenetração das dimensões educacional e de gestão, ampliamos as explicações sobre os fenômenos e processos do cotidiano do trabalho, entendendo-os segundo uma perspectiva situacional, uma vez que, invariavelmente, ocorrem a partir de um determinado contexto que envolve fluxos e redes de ações da qual participam usuários/clientes, profissionais e gestores.

Considerando o campo da saúde, Davini[12] (p. 44) destaca que se espera que os componentes da capacitação em processo de educação permanente sejam parte essencial de uma estratégia global e sustentável de mudança institucional, que dê lugar às conquistas progressivas e sistemáticas desse propósito. Ainda conforme a autora, a EP supõe incorporar "o ensino e a aprendizagem à vida cotidiana das organizações e às práticas sociais e laborais, no contexto real em que ocorrem". Essa abordagem, segundo ela,

> "modifica substancialmente as estratégias educativas, a partir da prática como fonte de conhecimento e de problemas, problematizando o próprio fazer; coloca as pessoas como atores reflexivos da prática e construtores do conhecimento e de alternativas de ação, ao invés de receptores; envolve a equipe ou o grupo de trabalho num processo interativo que visa à troca de experiências multiprofissionais e perspectivas interdisciplinares; amplia os espaços educativos fora da sala de aula e dentro das organizações, na comunidade, em clubes, associações e na comunidade"[12] (p. 44).

Nessa perspectiva de educação permanente, as ações a serem instituídas não deveriam buscar a modificação de partes do sistema, como supostamente pensamos a respeito dos componentes de uma engrenagem mecânica e sim, ao problematizar as práticas profissionais, buscar revelar saberes e valores prévios relativos aos papéis e representações internalizadas de cada um dos envolvidos na construção de sua identidade profissional, das relações de trabalho e de sua inserção no sistema de saúde. Para além desse aspecto, Feuerwerker[17] (p. 501) aponta que:

> "o trabalho em saúde não é completamente controlável, pois se baseia em uma relação entre pessoas, em todas as fases de sua realização e, portanto, sempre está sujeito aos desígnios do trabalhador em seu espaço autônomo, privado, de concretização da prática".

Quanto às relações presentes nas atividades de trabalho, Schwartz[18] (p. 11) afirma que:

"toda atividade de trabalho era [...] uma arbitragem permanente entre o uso de si "por si mesmo" e o uso de si "pelos outros" – os outros remetendo tanto à vizinhança de trabalho, aos próximos, quanto aos quadros hierárquicos, à empresa, às suas regras, a toda sorte de ambientes que demandam à pessoa realizar um certo número de objetivos com os quais ela compartilha – ou não compartilha ou compartilha mais ou menos – e tudo está aí!"

O espaço de autonomia dos profissionais de saúde tem sido apontado por vários autores que discutem a micropolítica do cuidado em saúde[19-21] e problematizam modelos de gestão na saúde. Segundo Feuerwerker[4] (p. 37 e 38), "a micropolítica [deve ser] entendida [no plano] em que se efetuam os processos de subjetivação a partir das relações de poder", quer nos encontros entre profissionais e usuários, quer entre os próprios profissionais. Nesses encontros são mobilizados saberes, intencionalidades e concepções, e o domínio de conhecimentos e técnicas é entendido como uma das dimensões que fundamentam as práticas profissionais. Assim, ao colocarmos as práticas profissionais sob reflexão, favorecemos que sejam explicitados os saberes, valores e relações de poder que se expressam no cuidado à saúde e no trabalho coletivo dos profissionais de saúde nos contextos em que atuam. Essa abrangência delimita o escopo dos processos de educação permanente que deveria contemplar a aprendizagem dos usuários, dos profissionais e da organização, com potencial para transformar saberes e práticas[12].

A concepção de EP defende a complementariedade das duas dimensões inseparáveis desse processo- gestão e educação-, considerando-a como um dispositivo a ser utilizado por profissionais e organizações dispostos a aprender e a se transformar. Para tanto, a EP requer uma mudança conceitual e prática, em comportamentos coordenados com outros. De acordo com este enfoque, o problema da mudança e da aprendizagem nas organizações de trabalho supera amplamente o papel tradicional atribuído à educação de "recursos humanos", convertendo-a em uma ferramenta voltada à transformação organizacional. Isto significa que, para entendermos como a aprendizagem se converte em ação, no âmbito de uma organização, é necessário conhecer os elementos que apoiam a persistência, reprodução e a mudança das práticas institucionais.

Nesse sentido, se faz necessário revisar o próprio conceito de trabalho como um espaço não neutro, com regras de jogo instaladas historicamente, exercendo influência sobre os sujeitos e suas condutas de maneira implícita e explícita. Assim, as regras a serem modificadas estão, de algum modo, incorporadas nos modos de pensar desses sujeitos, e são esses valores e tradições que sustentam hábitos de trabalho de grande estabilidade no tempo.

Ceccim[13] identifica as dimensões de educação e de gestão nos processos de EP e defende que também deveriam operar em articulação com a atenção e o controle social, representando tais relações em um quadrilátero. Desse modo, aponta a necessidade de produzirmos deslocamentos para a mudança dos modelos hegemônicos, com vistas a orientarmos as práticas educativas por uma concepção construtivista da educação; as práticas de cuidado por uma abordagem integradora, humanizada e ampliada de saúde; as práticas de gestão pela organização de redes de atenção baseadas no atendimento às necessidades de saúde das pessoas e populações; e as práticas de controle social para movimentos de engajamento voltados à luta pela qualidade de saúde e de vida.

A partir dessas considerações, destacamos como características de processos de Educação Permanente o desenvolvimento de uma estratégia sistêmica, integrada e institucionalizada de ações educacionais e de gestão, com atividades coordenadas e voltadas à transformação das práticas dos profissionais e da organização. Segundo essa abordagem de EP, as ações coordenadas devem ser: contextualizadas; reflexivas e participativas; perenes e sustentáveis; orientadas aos problemas do cotidiano, à melhoria das práticas e ao desenvolvimento profissional e organizacional; realizadas pelos diversos atores envolvidos; e avaliadas de modo a retroalimentar esse processo. Considerando essas características, ações voltadas à atualização podem ser contempladas nos processos de EP, quando pertinentes.

Miccas e Batista[22], ao realizarem uma metassíntese de trabalhos publicados sobre educação permanente, identificaram que as experiências orientadas por uma prática problematizadora e transformadora da realidade promoveram a democratização das relações institucionais e com a população. Como transformação da realidade, Haddad[11] destaca que o sentido da EP ressalta a ampliação da capacidade reflexiva de grupos e de instituições, visando uma melhor intervenção nos problemas que afetam pessoas, grupos e a sociedade.

Por fim, chamamos a atenção para o risco de atribuirmos aos processos de EP a expectativa de solução para todo e qualquer problema ou desafio encontrados no cotidiano do trabalho. Nessa linha, Campos et al.[23] discutem se a EPS não acabaria, assim, por superestimar a capacidade da problematização das práticas para desencadear mudanças efetivas nos serviços e sustentam que:

> "A cultura hegemônica se materializa na própria forma de conceber o trabalho, as relações, a gestão e a atenção em saúde e, muito além de identificar e problematizar temas e situações advindos do processo de trabalho, há que se intervir em redes de relações que são permeadas por grandes assimetrias de saber e poder e por lógicas de fragmentação profundamente arraigadas no modo de fazer e pensar a saúde, que podem facilmente capturar iniciativas de mudança que sejam mais isoladas e pontuais" (p. 143).

Desse modo, embora sendo considerada uma estratégia coerente para a produção de processos de gestão compartilhada e com potencial para promover a democratização das relações institucionais, a desconcentração de poder requerida para a produção de movimentos participativos e ascendentes de gestão deve ser considerada ao serem instituídas práticas de educação permanente. Esse modo de gestão e de educação, certamente, encontrará resistência naquelas organizações com estruturas extremamente hierarquizadas e baseadas apenas na produção de movimentos descendentes de gestão[14]. Abrir espaço para garantir que os profissionais reflitam e se comprometam com a melhoria de suas práticas, estabelecendo um diálogo entre os movimentos ascendentes e descentes de gestão, requererá a transformação da própria organização e das relações de poder instituídas. A opção pelo modo EP de promover aprendizagem organizacional deve considerar essa complexidade.

Caracterizando os processos de educação permanente

Os processos de EP devem ser disparados pela identificação de problemas e desafios encontrados no cotidiano do trabalho pelos profissionais no sentido de orientarem as práticas de educação em serviço. Os problemas devem estar contextualizados numa dada realidade, que representa o contexto do trabalho dos profissionais e os problemas representam a leitura singular da situação atual do trabalho por cada um deles. Aqui é relevante destacarmos que aquilo considerado problema para uns, pode não o ser para outros. No compartilhamento dessas distintas perspectivas e visões, as equipes têm a chance de compreender diferentes valores e sentidos atribuídos, muitas vezes, a uma mesma situação colocada sob reflexão. Além desse aspecto, essa reflexão permite o reconhecimento de cada um dos membros da equipe, devendo haver um esforço coletivo para ser garantida uma escuta pautada pelo interesse em entender diferentes pontos de vista.

A exploração dos problemas e dos distintos sentidos a eles atribuídos pelos profissionais envolvidos numa determinada prática ou serviço permite a identificação de uma rede causal explicativa que, invariavelmente, extrapola as limitações decorrentes da falta ou insuficiência de conhecimento. Frente a essa problematização, as equipes, apoiadas por evidências que qualifiquem e dimensionem os problemas, podem priorizar aqueles considerados mais relevantes e com maior impacto no cuidado às pessoas e populações. Para os problemas priorizados, a equipe deve implicar-se na construção de planos de intervenção, no sentido da melhoria de processos e produtos.

A atualização de conhecimentos técnico-científicos pode compor uma das ações de um plano de intervenção, quando for pertinente. O diferencial é que essas atualizações ou compartilhamento de melhores práticas devem estar contextualizadas e orientadas ao enfrentamento do problema priorizado, integrando um plano mais abrangente que responda à complexidade das causas mapeadas na rede explicativa da situação colocada sob reflexão. Esse processo é bastante diferente da organização de um curso ou de um evento planejado segundo temas definidos por gestores ou especialistas, a partir da inferência desses atores sobre quais conhecimentos o grupo ou equipe de profissionais deve se atualizar.

As estratégias a serem utilizadas para o desenvolvimento de processos de EP devem garantir espaços coletivos que permitam a exploração, crítica e reflexiva, dos problemas do cotidiano do trabalho em saúde, por aqueles que o produzem. Os problemas identificados devem ser explorados sob diversas perspectivas, propiciando a troca de repertórios e experiências; o processo deve favorecer, especialmente, que uns aprendam com os outros. A identificação e a explicação dos problemas percebidos no processo de trabalho pelas equipes cumprem o papel de levantar os saberes prévios e as práticas dos profissionais de saúde. Ao incluirmos esse movimento no processo de aprendizagem, potencializamos a produção de aprendizagens significativas[24]. Além desse aspecto, favorece que sejam identificadas e incluídas na problematização das situações as condições vinculadas ao contexto do trabalho que, associadas aos conhecimentos prévios e à subjetividade de cada participante, podem ser elementos condicionantes das práticas profissionais[25].

A valorização de diferentes saberes, a busca por novas informações e a construção coletiva e corresponsável de planos de intervenção são elementos fundamentais para a construção de identidade do grupo e para a elaboração de uma proposta de avaliação das práticas produzidas, de modo orientado aos resultados que agregam valor ao foco do trabalho em questão.

A intencionalidade dos planos de intervenção deve ser orientada pelas mudanças desejadas na realidade. Os envolvidos em processos de EP devem ser engajados e considerados corresponsáveis na elaboração e implantação de planos para a melhoria dos processos de trabalho. Devem, ainda, ser implicados na análise dos resultados alcançados para reavaliação das suas próprias práticas[26].

As práticas de EP permitem destacar capacidades de natureza diversa que se articulam no exercício profissional. Nesse sentido, as capacidades de gestão, orientadas por uma racionalidade estratégica, possibilitam a identificação da natureza dos problemas enfrentados, a priorização desses, a construção de planos, a avaliação e a comunicação dos resultados alcançados. As capacidades da área de educação favorecem o desenvolvimento do pensamento crítico e reflexivo, a identificação de lacunas de aprendizagem, a busca por informações científicas, a análise crítica dessas informações e a tomada de decisões baseada em evidências e melhores práticas.

Em função de seu caráter institucional, voltado à aprendizagem da organização, a periodicidade da EP deve ser contínua e fazer parte do trabalho como o elemento reflexão do processo ação-reflexão-ação, presente na abordagem problematizadora da educação[26]. Aqui, o grande desafio se dirige à incorporação desses espaços no cotidiano do trabalho das equipes e à legitimidade organizacional do processo, de tal modo que possa traduzir um esforço permanente de melhoria da qualidade do trabalho e não apenas a resposta a eventos episódicos frente a uma situação crítica.

A EP na gestão das iniciativas educacionais

Considerando a gestão de cursos, programas ou currículos, o modo EP no desenvolvimento de iniciativas educacionais também se alinha às diretrizes expressas para essa prática no campo da saúde. Voltada à melhoria do processo educacional e à transformação das práticas educativas, a EP na gestão de iniciativas educacionais deve focalizar a problematização das práticas educativas de modo a ser uma das fontes para a avaliação e produção de ajustes nos planos de ensino. Esse movimento, contínuo, torna o planejamento ainda mais vivo e dinâmico, uma vez que favorece que o currículo seja processualmente modificado, a partir da reflexão e avaliação das práticas que o constituem.

Nesse contexto, o modo EP na gestão de iniciativas educacionais deve garantir espaços para reflexão de práticas dos docentes e gestores, nos quais a identificação, qualificação e priorização de problemas e desafios deve ser realizada e processada pelos envolvidos no respectivo programa, com o apoio de um facilitador. O papel do facilitador visa potencializar o processamento das situações trazidas pelos participantes, com o uso de tecnologias que favoreçam o diálogo e os pensamentos complexo, crítico-reflexivo e estratégico, no contexto da das práticas. A facilitação de grupos de reflexão sobre a prática enfrenta os limites de tempo impostos pelas agendas dos profissionais, requerendo a participação ativa e compromisso do grupo com uma dinâmica de construção coletiva que o estimule a prosseguir. Outros espaços organizacionais para a gestão e produção de ações de intervenção, incluindo ajustes nas ações educativas e no próprio plano de ensino, devem considerar os problemas ou desafios identificados e processados na reflexão de prática – RP.

Cabe destacar que a reflexão de prática dos docentes deve ser triangulada com outras perspectivas sobre o desenvolvimento de um determinado programa, particularmente a de educandos, gestores e sociedade, no sentido de compormos e ampliarmos o processo de gestão e avaliação do currículo. Sob essa perspectiva, busca-se um diálogo com educandos, docentes, gestores, conselhos representativos e deliberativos e câmaras técnicas em um processo participativo e de cogestão que inclui movimentos ascendentes e descendentes de reflexão e intervenção.

Desafios trazidos pelo modo EP de fazer a gestão do trabalho

O principal desafio trazido pelo modo EP na gestão do trabalho reside no compartilhamento de poder, na produção de coletivos democráticos e na abertura e disposição das organizações para aprender e se transformar.

Também como desafio para a institucionalização da EP, os espaços de RP e de planejamento curricular devem estar articulados e garantidos por meio de sua incorporação no cotidiano do trabalho docente. Isso implica considerar os sujeitos das práticas docentes como atores chave do planejamento da ação educacional, e não apenas executores do plano curricular.

Os participantes dos grupos têm como objeto de reflexão os problemas vivenciados em seu cotidiano no contexto de desenvolvimento da ação pedagógica e das relações entre docentes, discentes e gestores. A capacidade de assegurar legitimidade aos diferentes problemas e perspectivas trazidos no grupo é um desafio importante, considerando-se a prevalência de culturas organizacionais que tendem a excluir o diverso, a desvalorizar a dúvida e a reforçar a norma como padrão a ser introjetado.

A pactuação das condições para o desenvolvimento de processos de educação permanente deve ser um processo vivo e revisto, sempre que necessário. Nesse sentido, a garantia de espaços livres do medo de retaliações em função do compartilhamento de dúvidas, problemas, erros, desafios, valores e concepções deve ser uma das condições a serem conquistadas.

A construção de um processo de corresponsabilização no trabalho e o esforço coletivo de melhoria continua para evitar que erros identificados e passíveis de controle voltem a ocorrer devem ser um compromisso pactuado com os participantes. O compartilhamento de resultados de processos de avaliação e monitoramento da ação educativa deve constituir-se, nesse sentido, como mais um elo dos movimentos de reflexão. Ao mesmo tempo e recursivamente, os processos coletivos de reflexão sobre a prática devem alimentar a avaliação educacional.

A valorização pelas instâncias de gestão da instituição das diferentes perspectivas e alternativas de intervenção propostas pelos grupos de reflexão da prática é um elemento essencial, sem o qual o modo EP de funcionar perde, progressivamente, seu sentido e poder de transformação.

Para concluirmos, podemos expressar que a vivência de processos de EP nas iniciativas que desenvolvemos, ao longo da última década, nos reforça e estimula a apostar nessa estratégia como um investimento na produção de sujeitos críticos, reflexivos e de organizações compromissadas com a transformação da realidade e de suas próprias práticas.

Referências

1. Gadotti M. Educação contra a Educação. 4a ed. Rio de Janeiro: Paz e Terra; 1987.
2. Furter P. Educação e Vida. 12a ed. Petrópolis/RJ: Vozes; 1992.
3. Gomes LB, Barbosa MG, Ferla AA (org.). A educação permanente em saúde e as redes colaborativas: conexões para a produção de saberes. Porto Alegre: Rede Unida; 2016. 272 p.
4. Feuerwerker LCM. Micropolítica e saúde: produção do cuidado, gestão e formação. Porto Alegre: Rede Unida, 2014.
5. Brasil. 2004. Portaria no.198/GM. Política Nacional de Educação permanente. [Acesso em 16 de junho de 2016] Disponível em http://bvsms.saude.gov.br/bvs/saudelegis/gm/2007/prt198_13_02_2004.html
6. Brasil. 2009. Ministério da Saúde. Secretaria de Gestão do Trabalho e da Educação na Saúde. Departamento de Gestão da Educação em Saúde. Política Nacional de Educação Permanente em Saúde Brasília; 2009.
7. Saupe R, Cutolo LRA, Sandri JVA. Construção de descritores para o processo de educação permanente em atenção básica. Trab. Educ. Saúde. 2008; 5(3):433-52.
8. Thiollent M. Educação permanente segundo Henri Desroche. Pro-Posições. 2012; 23(3):239-43.
9. Roschke MA, Brito P, Palacios M. Gestão de Projetos de Educação Permanente nos Serviços de Saúde: Manual do Educador. Washington: OPS/OMS; 2002.
10. Rovere M. Gestión estratégica de la educación permanente. In: Haddad J, Brito P, Roschke MA. Educación Permanente de Personal de Salud. Washington: OPS; 1994. p. 95-104.
11. Haddad JQ, Roschke AMC, Davini MC. Educación Permanente de Personal de Salud. Washington: OPS/OMS; 1994. (Serie Desarrollo de Recursos Humanos en Salud.)
12. Davini MC. Enfoques, Problemas e Perspectivas na Educação Permanente dos Recursos Humanos de Saúde. In: Brasil. Ministério da Saúde. Política Nacional de Educação Permanente em Saúde. Brasília: Ministério da Saúde; 2009.
13. Ceccim RB. Educação Permanente em Saúde: desafio ambicioso e necessário. Comunic, Saúde, Educ. 2005; 9(16):161-77.
14. Boud D & Hager P. Re-thinking continuing professional development through changing metaphors and location in professional practices. Studies in Continuing Education 2012; 34(1):17-30.
15. Reich A, Hager AP. Problematising practice, learning and change: practice-theory perspectives on professional learning. Journal of Workplace Learning. 2014; 26(6/7): 418-31. [Acesso em 18 de janeiro de 2016] Disponível em http://dx.doi.org/10.1108/JWL-02-2014-0016
16. Ribeiro ECO. Representações de alunos e docentes sobre as práticas de cuidado e de formação: uma avaliação de experiências de mudança em escolas médicas. Rio de Janeiro; 2003. [Dissertação de Doutorado – Universidade do Estado do Rio de Janeiro, Instituto de Medicina Social]
17. Feuerwerker LCM. Modelos tecnoassistenciais, gestão e organização do trabalho em saúde: nada é indiferente no processo de luta para a consolidação do SUS. Interface – Comunic., Saúde, Educ. 2005; 9(18):489-506.
18. Schwartz Y, Durrive L (orgs.). Trabalho e Ergologia: Conversas sobre a Atividade Humana. Niterói: Eduff, 2007. [Acesso em 6 de janeiro de 2016] Disponível em http://pt.scribd.com/doc/18560765/Trabalho-e-Ergologia-Anexo-Cap-7-Conversas-Sobre-a-Atividade-Humana-Schwartz.
19. Merhy EE. Em busca do tempo perdido: a micropolítica do trabalho vivo em saúde. In: Merhy EE, Onocko R. Agir em Saúde: um Desafio para o Público. São Paulo: Hucitec, 1997.
20. Cecilio LCO. Autonomia versus controle dos trabalhadores: a gestão do poder no hospital. Ciência & Saúde Coletiva 1999; 4(2):315-29.

21. Campos GWS & Amaral AM. A clínica ampliada e compartilhada, a gestão democrática e redes de atenção como referenciais teórico-operacionais para a reforma do hospital. Ciência & Saúde Coletiva 2007; 12(4):849-59.
22. Miccas FL, Batista SHSS. Educação permanente: mestassíntese. Rev Saúde Pública 2014; 48(1):170-85.
23. Campos GWS, Cunha GT, Figueiredo DF. A Formação em Saúde e o Apoio Paidéia: Referencias Teóricos e Metodológicos. In: Práxis e Formação Paidéia. Apoio e Cogestão em Saúde. São Paulo: Hucitec; 2013.
24. Coll CS. Currículo e Psicologia: uma Aproximação Psicopedagógica à Elaboração do Currículo escolar. 5ª ed. São Paulo: Ática Editora, 2000.
25. Ceccim RB, Feuerwerker LCM. O quadrilátero da formação para a área da saúde: ensino, gestão atenção e controle social. Physis 2004; 14(1):41-65.
26. Gomes R, Lima VV. Princípios para a avaliação nos serviços de saúde. In: Silva RM, Jorge MSB, Silva Júnior AG. Planejamento, Gestão e Avaliação nas Práticas de Saúde. Editora Universidade Estadual do Ceará: Fortaleza; 2015.